Kathrin Tren

Objektivierungsmaßnahmen - Anschaffung medizintechnischer Systeme

Kathrin Tren

Objektivierungsmaßnahmen - Anschaffung medizintechnischer Systeme

Leitfaden für die Optimierung bzw. Minimierung der Lebenszykluskosten

Lehrbuchverlag

Imprint

Cover image: www.ingimage.com

Publisher:
Der Lehrbuchverlag
is a trademark of
International Book Market Service Ltd., member of OmniScriptum Publishing Group
17 Meldrum Street, Beau Bassin 71504, Mauritius

Printed at: see last page
ISBN: 978-620-2-49082-5

Inhaltsverzeichnis

1. Einleitung

Kernkompetenz einer Krankenanstalt liegt aus Sicht der Autorin in der medizinischen und pflegerischen Betreuung von PatientInnen. Um diese gewährleisten zu können, sind unterschiedliche Prozess und Vorgänge, wie Haus- und Medizintechnik, Betriebsführung und Instandhaltung, aber auch die Bereitstellung von Energie, Kälte, Wärme sowie Wasser erforderlich (Wirtschaftskammer Österreich [WKO], 2017). Aus Sicht der Autorin spielt vor allem die Medizintechnik in Krankenanstalten eine bedeutende Rolle, um die Gesundheit der Menschen auch in Zukunft in hoher Qualität gewährleisten zu können.

Anhand der Statistik des Statistik-Portals (2019) lässt sich feststellen, dass der Umsatz von Medizinprodukten in Österreich im Jahr 2017 bei rund 8,4 Mrd. Euro lag. Die Medizintechnik beeinflusst die moderne ärztliche Wissenschaft aufgrund neuer technischer Möglichkeiten, daher ist ein hochwertiges Gesundheitswesen ohne medizintechnischen Fortschritt bzw. Innovationen nicht möglich (Kramme, 2011, S. 3). Kramme (2011, S. 7) stellt auch klar, dass aufgrund der technischen Entwicklungen in der Medizintechnik, die Medizin solch großartige Erfolge aufweist und nur dadurch bestimmte Behandlungsmethoden angewandt werden können. Daher wird aus Sicht der Autorin der Umsatz in dieser Branche stetig steigen. Die WKO (2017) spricht aufgrund des demographischen Wandels der Gesellschaft ebenfalls von einem Kostendruck, welcher auf die Krankenanstalten zukünftig immer stärker lasten wird.

In einer Krankenanstalt gibt es eine Vielzahl von Beschaffungsgütern, worunter auch die Beschaffung von medizintechnischen Geräten fällt, dies kann die Autorin aufgrund ihrer Anstellung in einer Krankenanstalt feststellen. Vor allem bei der Medizintechnik kann die Autorin aufgrund ihrer beruflichen Erfahrung erkennen, dass diese Geräte sehr kosten- und erhaltungsintensiv sind. Wirft die Autorin der vorliegenden Arbeit einen genaueren Blick auf die Beschaffung von medizintechnischen Systemen, stellt sie fest, dass es sich hierbei nicht ausschließlich um die Anschaffungskosten des Gerätes handelt, sondern noch weitere Kosten hinzukommen, welche von der Krankenanstalt zu tragen sind.

Die WKO (2017) listet unter anderem die Entwicklung kostspieliger klinischer Innovationen sowie die anhaltende wirtschaftliche Unsicherheit und den bereits erwähnten Kostendruck als Aspekte auf, wodurch das österreichische Gesundheitssystem zukünftig beeinflusst wird. Aufgrund des Kostendrucks ist es aus Sicht der Autorin für jede einzelne Krankenanstalt von essenzieller Bedeutung, diese zukünftig so effizient und effektiv wie möglich zu leiten, um die Gesundheitsleistungen auch in Zukunft gewährleisten zu können.
Bereits bei der ersten Arbeit hat sich die Autorin unter anderem mit dem Beschaffungsmanagement von medizintechnischen Geräten in Krankenanstalten auseinandergesetzt. In der vorliegenden Arbeit werden jedoch jene Aspekte behandelt, welche für das zu beschaffende Gerät während der Nutzungsphase zu berücksichtigen sind.

1.1 Problemstellung

Wirft die Autorin einen Blick auf den Großgeräteplan des Österreichischen Strukturplans Gesundheit – ÖSG 2017 (ÖSG, 2018, S. 173-179), verfügt eine Krankenanstalt je nach Planung bzw. Zuteilung über eine unterschiedliche Anzahl an medizintechnischen Großgeräten. Zu den Großgeräten zählen laut Großgeräteplan (ÖSG, 2018, S. 167) unter anderem folgende Systeme: Computertomographiegeräte, Magnetresonanztomographiegeräte und Herzkathederarbeitsplätze. Die Autorin dieser Arbeit leitet weiters aus Erfahrungen ab, dass diese Systeme aufgrund von Alterserscheinungen, neunen Technologien oder Erweiterungen der Leistungen immer wieder neu angeschafft werden müssen.

Die Autorin der gegenständlichen Arbeit beobachtet, dass oftmals nur die Anschaffungskosten an sich berücksichtigt werden, nicht aber die Kosten des gesamten Lebenszyklus, welche ein Produkt oder System aufweist. Wie Schenk (2010, S. 13) in seinem Werk darstellt, zählt zum gesamten Lebenszyklus unter anderem die Nutzungsphase nach der Anschaffung des Systems, wobei die Autorin hierbei feststellen kann, dass diese Kosten, welche in dieser Phase anfallen, sehr hoch sind und daher nicht außer Acht gelassen werden dürfen. Diese Ausgaben werden Beobachtungen der Autorin zufolge, in einer Krankenanstalt nicht immer berücksichtigt, wodurch es zu unerwarteten Kosten kommt, welche bei dem ohnehin restriktiven Budget einen exorbitanten Nachteil darstellen.

Zu den zusätzlichen Kosten, welche wie bereits erwähnt, oftmals nicht berücksichtigt werden, zählt die Autorin unter anderem die Kosten für diverse Wartungen, Instandhaltungen, etc. Bei diesen Kosten kann die Verfasserin der vorliegenden Arbeit feststellen, dass diese in einer bemerkenswerten Höhe anfallen. Aufgrund des enormen Umfangs dieser Kosten, sieht die Autorin die Notwendigkeit, diese bereits vor der Anschaffung eines medizintechnischen Gerätes zu berücksichtigen bzw. zu kalkulieren.

1.2 Ziel der Arbeit

Mit der Auseinandersetzung der einzelnen Bestandteile einer Instandhaltung sowie mit dem Produktlebenszyklus bzw. mit den Instandhaltungskosten eines medizintechnischen Systems, soll in erster Linie der Frage nachgegangen werden, welche Maßnahmen bei einer Instandhaltung berücksichtigt werden müssen und welche Kosten im Zusammenhang mit dem Produktlebenszyklus anfallen. Aus Sicht der Autorin steigt die Bedeutung der Wirtschaftlichkeit einer Krankenanstalt immer weiter an und um dieser gerecht zu werden, müssen zukünftig die Lebenszykluskosten, vor allem die Instandhaltungskosten, sorgfältig bzw. rechtzeitig kalkuliert und berücksichtigt werden.

Weiters befasst sich die vorliegende Arbeit mit dem Thema bzw. dem Inhalt von Wartungsverträgen, welche aus Sicht der Autorin ebenfalls eine bedeutende Rolle in dieser Thematik einnehmen. Hierbei gilt es festzustellen, welche Punkte für einen ordnungsgemäßen Wartungsvertrag für medizintechnische Geräte erforderlich sind.

Schlussendlich soll mit Hilfe dieser Arbeit ein Leitfaden zur Optimierung bzw. Minimierung der Lebenszykluskosten von medizintechnischen Systemen entstehen, indem ein beispielhafter Wartungsvertrag aufzeigen soll, aus welchen wesentlichen Punkten inkl. notwendige Inhalte dieser besteht.

1.3 Forschungsfragen

Daraus resultieren folgende Forschungsfragen, welche im Rahmen dieser Arbeit von der Autorin beantwortet werden:

1) Welche Maßnahmen beinhaltet eine Instandhaltung?

2) In welche Strategien lässt sich die Instandhaltung einteilen?

3) Welche Kosten beinhaltet die Nutzungsphase einer technischen Anlage?

4) Wie sieht der Verlauf dieser Kosten aus?

5) Welche Maßnahme eignet sich, um die Instandhaltungskosten zu optimieren bzw. zu minimieren?

6) Aus welchen Punkten bzw. Inhalten besteht ein ordnungsgemäßer Wartungsvertrag für technische Systeme?

2. Theorie

Am Beginn dieses Kapitels werden die wesentlichen Begriffe in dem Maße erläutert, um eine bessere Nachvollziehbarkeit der Thematik gewährleisten zu können.

Anschließend folgt der inhaltliche Kern dieser Arbeit, welcher sich mit den Maßnahmen sowie Strategien der Instandhaltung, den Produktlebenszyklus bzw. Instandhaltungskosten und Wartungsverträgen im Allgemeinen, aber auch auf medizintechnische Geräte bezogen, beschäftigt. Alle drei bereits erwähnten Themengebiete sollen den Kontext der einzelnen Bereiche näher erläutern und so die enge Verbundenheit bzw. Abhängigkeit untereinander darstellen.

2.1 Begriffe

Um die Nachvollziehbarkeit der hier bearbeiteten Themengebiete zu bewerkstelligen, ist es notwendig, folgende Begriffe inkl. deren Bedeutung näher zu erörtern.

A) Medizinproduktegesetz (MPG) – seine Aufgaben

Gemäß Medizinproduktegesetz (MPG, 2005, §1) ist der Anwendungsbereich wie folgt definiert:

> „Dieses Bundesgesetz regelt die Funktionstüchtigkeit, Leistungsfähigkeit, Sicherheit und Qualität, die Herstellung, das Inverkehrbringen, den Vertrieb, das Errichten, die Inbetriebnahme, die Überwachung und die Sterilisation, Desinfektion und Reinigung von Medizinprodukten und ihres Zubehörs sowie die Abwehr von Risiken und das Qualitätsmanagement beim Umgang mit Medizinprodukten und ihrem Zubehör."

B) Medizinproduktebetreiberverordnung (MPBV) – ihre Aufgaben

Gemäß Medizinproduktebetreiberverordnung (MPBV, 2007, §1) gilt diese Verordnung für folgende Bereiche:

- Errichten, Anwenden und Instandhalten

von Medizinprodukten in Einrichtungen des Gesundheitswesens.

C) Medizinprodukt

Gemäß Medizinproduktegesetz (MPG, 2005, §2, Abs.1) ist ein Medizinprodukt wie folgt definiert:

> „„Medizinprodukte“ sind alle einzeln oder miteinander verbunden verwendeten Instrumente, Apparate, Vorrichtungen, Software, Stoffe oder anderen Gegenstände, einschließlich der vom Hersteller speziell zur Anwendung für diagnostische oder therapeutische Zwecke bestimmten und für ein einwandfreies Funktionieren des Medizinprodukts eingesetzten Software, die vom Hersteller zur Anwendung für Menschen für folgende Zwecke bestimmt sind:
>
> 1. Erkennung, Verhütung, Überwachung, Behandlung oder Linderung von Krankheiten,
> 2. Erkennung, Überwachung, Behandlung, Linderung oder Kompensierung von Verletzungen oder Behinderungen,
> 3. Untersuchung, Veränderung oder zum Ersatz des anatomischen Aufbaus oder physiologischer Vorgänge oder
> 4. Empfängnisregelung und deren bestimmungsgemäßen Hauptwirkung im oder am menschlichen Körper weder durch pharmakologische oder immunologische Mittel noch metabolisch erreicht wird, deren Wirkungsweise aber durch solche Mittel unterstützt werden kann. Dem neuen steht ein als neu aufbereitetes Medizinprodukt gleich.“

D) Hypothermie

Im medizinischen Kontext wird die Unterkühlung des Körpers bzw. eines Gewebes als Hypothermie bezeichnet, welche nach längerer Einwirkung von Kälte auf den menschlichen Körper auftritt (Antwerpes, 2019b). Im Gegensatz dazu beschreibt Antwerpes (2019d) die Pyrexie als erhöhte Körpertemperatur.

E) Aktive implantierbare Medizinprodukte

Gemäß Medizinproduktegesetz (MPG, 2005, §2, Abs.4) ist ein aktives implantierbares Medizinprodukt wie folgt definiert:

> „„Aktives implantierbares Medizinprodukt“ ist jedes Medizinprodukt, dessen Betrieb auf eine elektrische Energiequelle oder eine andere Energiequelle als der unmittelbar durch den menschlichen Körper oder die Schwerkraft erzeugten Energie angewiesen ist, und das dafür ausgelegt ist, ganz oder teilweise durch einen chirurgischen oder sonstigen medizinischen Eingriff in den menschlichen Körper oder durch einen medizinischen Eingriff in eine natürliche Körperöffnung eingeführt zu werden und dazu bestimmt ist, nach dem Eingriff dort zu verbleiben.“

F) Ton- und Sprachaudiometer

Ton- bzw. Tonschwellenaudiometrie dient zur Überprüfung des Gehörs mittels eines Audiometers (Antwerpes, 2019e). Das Audiometer ist ein elektronisches Gerät, welches Hörverluste quantifizieren kann, indem Schall auf das Innenohr mittels Kopfhörer übertragen wird (Antwerpes, 2019a).

Bei der Sprachaudiometrie werden mittels Kopfhörer Zahlen und Wörter in definierter Lautstärke abgespielt und die Patientin/der Patient muss angeben, was sie/er gehört hat, um die akustische Wahrnehmung eines Gespräches zu testen (Leonardy, 2019).

G) Infrarot-Strahlungsthermometer

Ein Infrarot-Strahlungsthermometer dient in der medizinischen Anwendung zur Ermittlung der Körpertemperatur und misst die Wärmestrahlung im mittleren Infrarotbereich, um so eine rasche Temperaturmessung im Ohr oder an der Haut durchzuführen (Antwerpes, 2019c). Antwerpes (2019c) erklärt, dass die Infrarotstrahlung jene Strahlung ist, welche sich im elektromagnetischen Spektrum dem roten Licht anschließt, sie selbst jedoch nicht sichtbar ist.

H) Nichtinvasive Blutdruckmessung

Die nichtinvasive, oder auch indirekte Blutruckmessung, wird mit Hilfe eines elektronischen Blutdruckmessgeräts oder mittels Blutdruckmanschette inkl. Stethoskop durchgeführt (Weil, 2019). Jene Werte, welche mittels dieser Methode gewonnen werden, sind ungenauer als bei der direkten Blutdruckmessung, wo der Blutdruck direkt über einen arteriellen Zugang gemessen wird, findet jedoch häufiger Anwendung und kann auch außerhalb von medizinischen Einrichtungen von PatientInnen selbst durchgeführt werden (Weil, 2019).

I) Tretkurbelergometer

Mieke und Schade (2016, S. 9) definieren ein Tretkurbelergometer als Trainingsgerät. Es dient zur Definition von physikalischen und reproduzierbaren Belastungen von PatientInnen und kann vom Hersteller als Medizinprodukt in Verkehr gebracht werden (Mieke, Schade, 2016, S. 35).

2.2 Instandhaltung

Die Instandhaltung ist Bestandteil der Wertschöpfungskette einer Anlage, eines Systems, etc., jedoch wird ihr des Öfteren keine besondere Aufmerksamkeit gewidmet (Fischer, Ullrich, 2016, S. 15). Der Anstieg an Investitionen in neue Systeme lässt sich nur rechtfertigen, wenn eine hohe Anlagenverfügbarkeit bei minimalen Kostenaufwand gewährleistet werden kann (Rötzel, Rötzel-Schwunk, 2017, S. 15). Gemäß ÖNORM EN13269 (2016, S. 4) schützt eine ordnungsgemäße Instandhaltung den Wert des investierten Kapitals und sichert ebenfalls die geforderte Verfügbarkeit der Anlage. Neben der Anlagenverfügbarkeit und der Wirtschaftlichkeit hat aus Sicht von Rötzel und Rötzel-Schwunk (2017, S. 15-17) die Instandhaltung ebenfalls Einfluss auf die Schadenkosten, indem diese möglichst gering gehalten werden. Bei der Verfügbarkeit handelt es sich darum, dass das System, die Anlage, etc. zu einem bestimmten Zeitpunkt bzw. Zeitintervall einen Zustand aufweist, in welchem eine geforderte Funktion erfüllt werden kann (DIN 31051, 2003, S. 8). Hardt (2018, S. 23 vgl. VDI 2895) beschreibt in seinem Werk die Bedeutung der Instandhaltung dahingehend, dass diese für die Werterhaltung und –steigerung sowie für die Nutzung des Anlagenvermögens als Teilgebiet der betrieblichen Anlagenwirtschaft dient.

Als Grundlage für die Instandhaltung dient die deutsche Norm DIN 31051. Diese Norm legt die Grundlagen der Instandhaltung fest, gliedert diese in deren Grundmaßnahmen und definiert Begriffe, um die einzelnen Zusammenhänge besser zu verstehen (DIN 31051, 2003, S. 2). Gemäß DIN 31051 (2003, S. 2) zählt zu den Grundmaßnahmen der Instandhaltung die Wartung, Inspektion, Instandsetzung sowie Verbesserung.

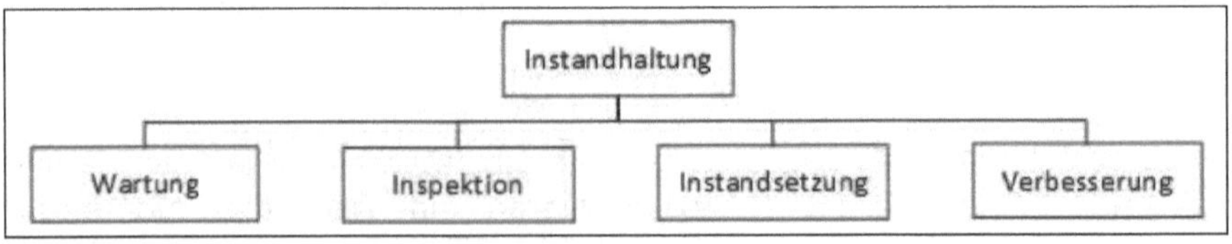

Abbildung 1: Unterteilung der Instandhaltung gemäß DIN 31051 (eigene Darstellung in Anlehnung an DIN 31051. 2003, S.2)

Die Instandhaltung wird gemäß DIN 31051 (2003, S. 3) wie folgt festgelegt:

> „Kombination aller technischen und administrativen Maßnahmen sowie Maßnahmen des Managements während des Lebenszyklus einer Betrachtungseinheit zur Erhaltung des funktionsfähigen Zustandes oder der Rückführung in diesen, so dass sie die geforderte Funktion erfüllen kann."

Eine Betrachtungseinheit ist jedes Teil, Bauelement, Gerät, Teilsystem, Betriebsmittel, etc., welches für sich allein betrachtet werden kann (DIN 31051, 2003, S. 5).

Folglich ist die Aufgabe des Instandhaltungsmanagements die Festlegung von Instandhaltungszielen, stimmigen Instandhaltungsstrategien sowie die Erstellung von Instandhaltungsplänen (Hardt, 2018, S. 1). Gemäß ÖNORM EN13306 (2010, S. 5) ist die Instandhaltungsplanung die strukturierte und dokumentierte Gesamtheit der Aufgaben, welche die Tätigkeiten, Verfahren, Hilfsmittel und Zeitplanungen einschließen, welche zur Durchführung der Instandhaltung notwendig sind. Die Instandhaltungspläne zählen zu den Aufgaben des Gebäudemanagements und regeln die Art der Instandhaltung, die Leistungsinhalte inkl. Umfang, die zugewiesenen Verantwortlichkeiten sowie die Ausführungshäufigkeit und deren Qualität (Hardt, 2018, S. 42 vgl. Nagel, 2007, S. 152).

Rötzel und Rötzel-Schwunk (2017, S. 17) zählen zusätzlich zu den Aufgaben der Instandhaltung die laufende Pflege von Maschinen, Anlagen, etc., um die Werterhaltung aufrecht zu erhalten und gegen gröbere Schäden vorzubeugen. Der gesamte Aufwand einer Instandhaltung hängt unter anderem von diversen Merkmalen der Betrachtungseinheit, ihrem Alter und aktuellem Zustand ab (Leidinger, 2017, S. 4).

Handelt es sich um ein Medizinprodukt, wird die Instandhaltung gemäß Medizinproduktegesetz (MPG, 2005, §2, Abs. 19) wie folgt abgegrenzt:

> „„Instandhaltung" eines Medizinproduktes ist die Gesamtheit der Maßnahme zur Bewahrung und Wiederherstellung des jeweils angestrebten Sollzustandes sowie zur Feststellung und Beurteilung des Istzustandes eines Medizinproduktes."

Hierbei umfasst die Instandhaltung, im Vergleich zur DIN 31051, nur die Maßnahmen Wartung, Inspektion und Instandsetzung (MPG, 2005, §2, Abs. 19).

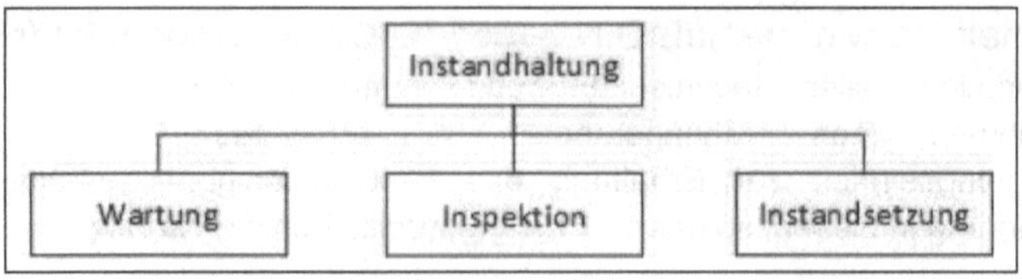

Abbildung 2: Unterteilung der Instandhaltung gemäß MPG (eigene Darstellung)

Weiters legt die Medizinproduktebetreiberverordnung (2007, §5, Abs. 1) folgendes für die Instandhaltung von Medizinprodukten fest:

> „Die Instandhaltung ist unter Berücksichtigung der Herstellerangaben so vorzunehmen und im Hinblick auf die Art, Größe und Aufgabenstellung der Einrichtung des Gesundheitswesens so zu organisieren, dass die Sicherheit und Gesundheit von Patientinnen/Patienten, Anwenderinnen/Anwendern oder Dritten nicht gefährdet wird."

Eine Einrichtung des Gesundheitswesens ist gemäß Medizinproduktegesetz (2005, §2, Abs. 23) wie folgt definiert:

> „„Einrichtung des Gesundheitswesens" ist jede Einrichtung, Stelle oder Institution, in der Medizinprodukte durch Angehörige der Heilberufe oder dazu befugte Gewerbeberechtigte berufsmäßig betrieben oder angewendet werden, einschließlich jener Einrichtungen des Bundesheeres, die der Sanitätsversorgung dienen."

2.2.1 Maßnahmen der Instandhaltung

In diesem Kapitel werden die Grundmaßnahmen Wartung, Inspektion, Instandsetzung sowie Verbesserung, welche als Grundlage für die Instandhaltung dienen, ausführlich erläutert.

A) Wartung

Gemäß DIN 31051 (2003, S. 3) ist die Wartung wie folgt definiert: „Maßnahme zur Verzögerung des Abbaus des vorhandenen Abnutzungsvorrats." Ein Abnutzungsvorrat ist jener Vorrat, welcher eine Betrachtungseinheit aufgrund der Herstellung, Instandsetzung oder Verbesserung enthält (DIN 31051, 2003, S. 5). Folgende Abbildung verdeutlicht diesen Begriff:

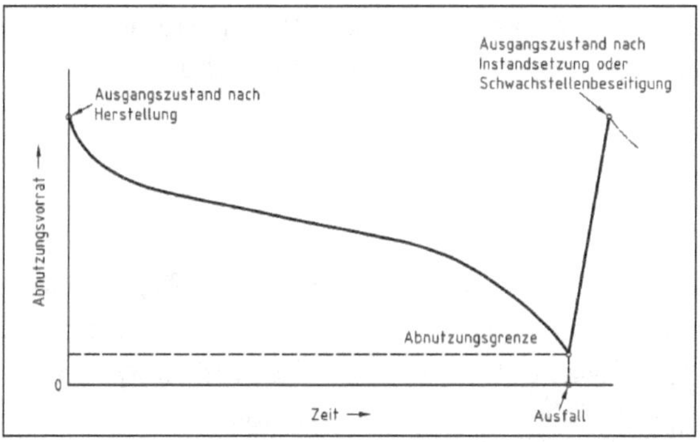

Abbildung 3: Abbau des Abnutzungsvorrates und Erstellung durch Instandsetzung oder Verbesserung (DIN 31051, 2003, S. 6)

In Abbildung 3 ist ersichtlich, dass eine Betrachtungseinheit einen bestimmten Vorrat nach der Herstellung aufweist und dieser während der gesamten Nutzungsphase sinkt. Nur durch Instandhaltungsmaßnahmen bzw. Verbesserungen kann erneut der maximale Vorrat erreicht werden.

Rötzel und Rötzel-Schwunk (2017, S. 19) definieren die Wartung als Maßnahme zur Bewahrung des Sollzustandes bzw. jene Maßnahmen, welche zu einer längeren Lebensdauer eines Teils führen. Zu diese Maßnahmen zählen unter anderem das Reinigen, Schmieren und Nachstellen (Rötzel, Rötzel-Schwunk, 2017, S. 19).

Gemäß DIN 31051 (2003, S. 3) kann die Maßnahme Wartung folgenden Inhalt aufweisen:

- Auftrag, Auftragsdokumentation und Analyse des Auftragsinhaltes
- Erstellung eines Wartungsplanes, welcher auf die spezifischen Belange der jeweiligen Betrachtungseinheit abgestimmt ist und als verbindlich gilt. Dieser Plan enthält unter anderem folgende Angaben:
    - Ort
    - Termin
    - Maßnahmen
    - zu beachtende Merkmalswerte
- Vorbereitung der Durchführung
- Vorwegmaßnahmen wie Arbeitsplatzausrüstung, Schutz- und Sicherheitseinrichtungen usw.

- Überprüfung der Vorbereitung und der Vorwegmaßnahmen einschließlich der Freigabe zur Durchführung
- Durchführung
- Funktionsprüfung
- Rückmeldung

Gemäß Medizinproduktegesetz (2005, §2 Abs. 21) ist die Wartung eines Medizinprodukts wie folgt definiert: „„Wartung" eines Medizinproduktes ist die Gesamtheit aller Maßnahmen zur Bewahrung des angestrebten Sollzustandes, der die einwandfreie Sicherheit und Funktionstüchtigkeit des Medizinproduktes gewährleistet."

B) Inspektion

Gemäß DIN 31051 (2003, S. 3) ist die Inspektion wie folgt definiert: „Maßnahmen zur Feststellung und Beurteilung des Istzustandes einer Betrachtungseinheit einschließlich der Bestimmung der Ursachen der Abnutzung und dem Ableiten der notwendigen Konsequenzen für eine künftige Nutzung." Rötzel und Rötzel-Schwunk (2017, S. 20) sehen die Inspektion daher als systematische sachkundige Überprüfung von unter anderem Anlagen und technischen Arbeitsmitteln, insbesondere deren Verschleißteile, um etwaige Störungen zu vermeiden und rechtzeitige Instandhaltungstermine festzulegen. Gemäß DIN 31051 (2003, S. 9) ist unter einem Verschleißteil folgendes zu verstehen:

> „Betrachtungseinheit, die an Stellen, an denen betriebsbedingt Abnutzung auftritt, aus wirtschaftlichen Gründen eingesetzt wird, um dadurch andere Betrachtungseinheiten vor Abnutzung zu schützen, und die vom Konzept her für den Austausch vorgesehen ist."

Schenk (2010, S. 24) führt in seinem Werk als Beispiel einer Inspektion das Messen der Dicke einer Bremsscheibe an. Zur Inspektion zählen zusätzlich noch alle gesetzlichen bzw. vertraglich vorgeschriebenen Inspektionen und Revisionen (Rötzel, Rötzel-Schwunk, 2017, S. 93).

Gemäß DIN 31051 (2003, S. 3f) besteht die Maßnahme Inspektion grundsätzlich aus denselben Inhalten wie die Wartung, jedoch kommen folgende Inhalte hinzu:

- Vorlage des Ergebnisses der Istzustandsfeststellung
- Auswertung des Ergebnisses zur Beurteilung des Istzustandes

- Fehleranalyse
- Planung inkl. Aufzeigen und Bewertung der alternativen Lösungen unter Berücksichtigung der betrieblichen und außerbetrieblichen Forderungen
- Entscheidung für eine Lösung (Instandsetzung, Verbesserung oder andere Maßnahmen)

Die Inspektion kann laut Rötzel und Rötzel-Schwunk (2017, S. 21) auch im Zuge einer Wartung in Form einer Sichtkontrolle stattfinden. Hierbei ist es jedoch wichtig, dass jenes Personal, welches eine Inspektion durchführt, im Gegensatz zu angelernten Arbeitern bei der Wartung, über eine bestimmte Qualifikation verfügen muss (Rötzel, Rötzel-Schwunk, 2017, S. 21). Rötzel und Rötzel-Schwunk (2017, S. 21) sehen dabei folgende Anforderungen als notwendig:

- Fach- und Betriebskunde
- mehrjährige Praxis im Betrieb
- Kenntnis der Einflüsse unterschiedlicher Produktionsprogramme

Aufgrund der erforderlichen Anforderungen für das Personal, welches eine Inspektion durchführt, sehen Rötzel und Rötzel-Schwunk (2017, S. 21) die Kombination aus Wartung und Inspektion jedoch nicht als geeignet.

Die Definition der Inspektion lautet gemäß Medizinproduktegesetz (2005, §2 Abs. 21) wie folgt: „„„Inspektion“ eines Medizinproduktes ist die Gesamtheit aller Maßnahmen zur Feststellung und Beurteilung des Istzustandes.“

C) Instandsetzung

Gemäß DIN 31051 (2003, S. 4) lautet die Definition der Maßnahme Instandsetzung wie folgt: „Maßnahmen zur Rückführung einer Betrachtungseinheit in den funktionsfähigen Zustand, mit Ausnahme von Verbesserungen.“ Rötzel und Rötzel-Schwunk (2017, S. 21) definieren die Instandsetzung als Maßnahme zur Herstellung des Sollzustandes, wobei folgende beiden Punkte bzgl. des Begriffs Wiederherstellung von wesentlicher Bedeutung sind:

- Zum einen sagt der Begriff Wiederherstellung aus, dass es schon einmal bestanden haben muss. Dies bedeutet, dass die Erstellung des Abnutzungsvorrats nicht zur Instandsetzung zählt, sondern zur Investition gehört.

- Zum anderen bedeutet Wiederherstellung, dass der Abnutzungsvorrat, welcher wieder hergestellt werden muss, nicht mehr oder nur noch unzureichend vorhanden ist. Somit kann nur das instandgesetzt werden, dessen Sollzustand nicht mehr gewährleistet ist.

Der Sollzustand ist jener Zustand, welcher erforderlich ist, um die Funktionsfähigkeit sowie Verfügbarkeit sicherzustellen (Rötzel, Rötzel-Schwunk, S. 21). Eine Instandsetzung kann sowohl geplant als auch ungeplant durchgeführt werden (Rötzel, Rötzel-Schwunk, S. 104). Rötzel und Rötzel-Schwunk erwähnen auch in ihrem Werk, dass während einer Instandsetzung durch eine Inspektion die Schadensursache bestimmt und anschließend gewartet werden kann.
Als Beispiel einer Instandsetzung ist der Austausch einer Komponente gegen ein gleichwertiges Ersatzteil zu nennen (Schenk, 2010, S. 24).

Die Maßnahme Instandsetzung kann gemäß DIN 31051 (2003, S. 4) aus folgenden Inhalten bestehen:

- Auftrag, Auftragsdokumentation und Analyse des Auftragsinhaltes
- Vorbereitung der Durchführung, welche folgende Punkte beinhaltet
    - Kalkulation
    - Terminplanung inkl. Abstimmung
    - Bereitstellung von Personal, Mitteln und Material
    - Erstellung von Arbeitsplänen
- Arbeitsplatzausrüstung, Schutz- und Sicherheitseinrichtungen, usw.
- Überprüfung der Vorbereitung und der Vorwegmaßnahmen einschließlich der Freigabe zur Durchführung
- Durchführung
- Funktionsprüfung und Abnahme
- Fertigmeldung
- Auswertung inkl. Dokumentation, Kostenaufschreibung, Aufzeigen der Möglichkeit von Verbesserungen
- Rückmeldung

Gemäß Medizinproduktegesetz (2005, §2 Abs. 22) ist die Instandsetzung wie folgt definiert: „„„Instandsetzung“ eines Medizinproduktes sind die Maßnahmen zur Wiederherstellung des festgelegten Sollzustandes, der die einwandfreie Sicherheit und Funktionstüchtigkeit des Medizinproduktes gewährleistet.“

> „Bei der Instandsetzung von Medizinprodukten ist ebenfalls darauf zu achten, dass die verwendeten Ersatzteile sowie Hilfsmittel und –stoffe hinsichtlich ihrer Eignung und Auswahl sowie ihrer technischen Eigenschaften den Originalteilen bzw. Originalhilfsmitteln oder –stoffen gleichwertig sein müssen“ (MPBV, 2007, §5, Abs. 2).

D) Verbesserung

Gemäß DIN 31051 (2003, S. 4) lautet die Definition der Maßnahme Verbesserung wie folgt: „Kombination aller technischen und administrativen Maßnahmen sowie Maßnahmen des Managements zur Steigerung der Funktionssicherheit einer Betrachtungseinheit, ohne die von ihr geforderte Funktion zu ändern.“

Bei den Inhalten der Verbesserung handelt es sich um dieselben Inhalte, welche bereits bei der Instandsetzung aufgezählt wurden (DIN 31051, S. 4f).

2.2.2 Weiterführende Maßnahmen gemäß MPBV

Gemäß Medizinproduktebetreiberverordnung (2007, §§6) wird sowohl die wiederkehrende sicherheitstechnische Prüfung, als auch die messtechnische Kontrolle, welche im Folgenden näher erläutert werden, als weitere Maßnahmen für Medizinprodukte angeführt.

A) Wiederkehrende sicherheitstechnische Prüfung

Gemäß Medizinproduktebetreiberverordnung (2007, §6, Abs. 1) muss die Betreiberin/der Betreiber eines aktiven nicht implantierbaren Medizinprodukts eine wiederkehrende sicherheitstechnische Prüfung durchführen bzw. durchführen lassen. Zu den aktiven nicht implantierbaren Medizinprodukten zählen gemäß Medizinproduktebetreiberverordnung (2007, Anhang 1) unter anderem folgende Produkte:

- Erzeugung und Anwendung elektrischer Energie zur unmittelbaren Beeinflussung der Funktion von Nerven und/oder Muskeln einschließlich Defibrillatoren
- Anwendung am zentralen Herz-/Kreislaufsystem

- maschinelle Beatmung mit oder ohne Anästhesie
- Therapie mittels Hypothermie

Die wiederkehrende sicherheitstechnische Prüfung gilt nicht für aktive nicht implantierbare Medizinprodukte, welche ausschließlich mittels Batterie betrieben werden, ausgenommen der Hersteller verlangt diese (MPBV, §6, Abs. 2). Handelt es sich um ein nicht aktives nicht implantierbares Medizinprodukt, muss eine wiederkehrende sicherheitstechnische Prüfung auf Verlangen des Herstellers ebenfalls durchgeführt werden (MPBV, 2007, §6, Abs. 1).

Wird eine wiederkehrende sicherheitstechnische Prüfung vom Hersteller vorgeschrieben, so ist diese nach dem in den Begleitpapieren definierten Umfang und in den angegebenen Prüfintervallen durchzuführen (MPBV, 2007, §6, Abs. 3). Gemäß Medizinproduktebetreiberverordnung (2007, §6, Abs. 3) darf jedoch eine fachlich geeignete Person das vorgeschriebene Prüfintervall des Herstellers zu einem früheren Zeitpunkt ansetzen, sowie den Prüfumfang erweitern, sofern ein sicherheitstechnischer begründeter Einzelfall vorliegt und dessen Begründung dokumentarisch vorliegt. Ist eine sicherheitstechnische Prüfung vom Hersteller nicht ausdrücklich ausgeschlossen, so ist eine Sichtprüfung am Medizinprodukt erforderlich (MPBV, 2007, §6, Abs. 3).

Gemäß Medizinproduktebetreiberverordnung (2007, Anhang 3) gibt es folgende Anforderungen für die PrüferInnen bzw. Prüfstellen, welche wiederkehrende sicherheitstechnische Prüfungen durchführen:

- Ausbildung und Sachkenntnisse der PrüferInnen
    - Abschluss einer einschlägigen technischen Fachausbildung
    - Kenntnis der Funktionsweise und des besonderen Gefährdungspotentials
    - laufende Fort- und Weiterbildungen
    - Kenntnis der für die Prüftätigkeiten relevanten Gesetze, Verordnungen und Normen
    - ausreichende Prüfpraxis im Bereich der Medizintechnik
- Erforderliche Mess- und Prüfmittel für die Durchführung
- Zuverlässigkeit

- Organisatorische Voraussetzung für die Planung, Durchführung und Auswertung von Prüfungen

B) Messtechnische Kontrollen

Gemäß Medizinproduktebetreiberverordnung (2007, §7, Abs. 1) muss die Betreiberin bzw. der Betreiber eines Medizinprodukts eine messtechnische Kontrolle durchführen bzw. durchführen lassen. Folgend eine tabellarische Aufstellung jener Medizinprodukte, welche gemäß Medizinproduktebetreiberverordnung (2007, Anhang 2) einer messtechnischen Kontrolle unterliegen inkl. der Nachprüffrist in Jahren, sofern vom Hersteller nicht anders angegeben:

Tabelle 1: Vorgaben von messtechnischen Kontrollen (eigene Darstellung mit Anlehnung an MPBV (2007, Anhang 2)

Medizinprodukt	Nachprüffrist [Jahre]
Akustische Bestimmung der Hörfähigkeit (z.B. Ton- und Sprachaudiometer)	1
Bestimmung der Körpertemperatur	
Elektrothermometer	2
mit austauschbare Temperaturfühler	2
Infrarot-Strahlungsthermometer	1
Druckmessung	
nichtinvasive Blutdruckmessung	2
Bestimmung des Augeninnendrucks	2
Diagnostische Tretkurbelergometer für Belastungsuntersuchungen	2
Therapie- und Diagnostikdosimeter	gem. Maß- und Eichengesetz
Medizinische Personenwaagen	gem. Maß- und Eichengesetz

Messtechnische Kontrollen gelten auch für jene Medizinprodukte, welche in Tabelle 1 nicht aufgelistet sind, der Hersteller jedoch eine solche Kontrolle in den Begleitpapieren vorschreibt (MPBV, §7, Abs. 1). Das Maß- und Eichengesetz besteht aus insgesamt fünf Teilen und regelt unter anderem folgende Themengebiete (Maß- und Eichgesetz, 2017):

- gesetzliche Maßeinheiten
- Eichwesen inkl. Eichpflicht von Messgeräten
- Prüfwesen

Bei den messtechnischen Kontrollen gilt es, die Fehlergrenzen, welche in der Gebrauchsanweisung des Herstellers angegeben sind, zugrunde zu legen (MPBV, 2007, §7, Abs. 2). Wurden vom Hersteller keine Angaben vorgegeben, so sind gemäß Medizinproduktebetreiberverordnung (2007, §7, Abs. 2) die harmonisierten Normen des Medizinproduktegesetzes §2, Abs. 15 einzuhalten. Harmonisierte Normen werden gemäß Medizinproduktegesetz (2005, §2, Abs. 15) wie folgt definiert:

> „„Harmonisierte Normen“ sind nationale Normen der Vertragsstaaten des Abkommens über den Europäischen Wirtschaftsraum, die einschlägige harmonisierte europäische Normen durchführen, deren Fundstellen als „harmonisierte Normen“ für Medizinprodukte im Amtsblatt der Europäischen Gemeinschaften veröffentlicht wurden.

Vom Stand der Technik ist nur dann auszugehen, wenn keine harmonisierte Norm vorliegt (MPBV, 2007, §7, Abs. 2).
Messtechnische Kontrollen sind außerhalb der angegebenen Prüffrist durchzuführen, wenn ein Medizinprodukt Anzeichen aufweist, die Fehlergrenzen nicht mehr einhält, oder wenn die messtechnischen Eigenschaften des Produkts beeinflusst worden sein könnten (MPBV, 2007, §7, Abs. 6).

Gemäß Medizinproduktebetreiberverordnung (2007, Anhang 4) gibt es folgende Anforderungen für die PrüferInnen bzw. Prüfstellen für die Eignung messtechnische Kontrollen durchzuführen:

- Ausbildung und Sachkenntnisse der PrüferInnen
    - Abschluss einer einschlägigen technischen Fachausbildung
    - Laufende Fort- und Weiterbildung
    - Kenntnis der für die messtechnischen Kontrollen relevanten Gesetze, Verordnungen und Normen
- Erforderliche Mess- und Prüfmittel für die Durchführung der Prüfungen
- Zuverlässigkeit
- Organisatorische Voraussetzungen für die Planung, Durchführung und Auswertung von Kalibrierungen und Prüfungen

2.2.2Instandhaltungsstrategien

Als Instandhaltungsstrategie wird jene Vorgehensweise bezeichnet, welche angewandt wird, um die Instandhaltungsziele zu erreichen (ÖNORM EN13306, 2010, S. 5). Gemäß ÖNORM EN13306 (2010, S. 5) sind die Instandhaltungsziele zugewiesene und akzeptierte Ziele für Aktivitäten der Instandhaltung. Hardt (2018, S. 41) zählt unter anderem folgende Instandhaltungsziele auf:

- Erhöhung der Verfügbarkeit, Lebensdauer und Wirtschaftlichkeit
- Senkung der Instandhaltungskosten

Schenk (2010, S. 26) beschreibt in seinem Werk, dass innerhalb dieser Strategien geregelt wird, zu welchem Zeitpunkt, welche Art der bereits erwähnten Maßnahmen wie oft an einer Betrachtungseinheit durchgeführt werden müssen.
Des Weiteren ist die Anwendung der korrekten Instandhaltungsstrategie sowohl für die Zuverlässigkeit der technischen Anlage als auch für die Instandhaltungskosten von essenzieller Bedeutung (Schenk, 2010, S. 26). Bei der Festlegung von Instandhaltungsstrategien zählt Schenk (2010, S. 26) jene Aspekte auf, welche dabei berücksichtigt werden müssen:

- gesetzliche,
- sicherheitstechnische,
- technische,
- produktionsrelevante und
- wirtschaftliche Aspekte

Die Instandhaltung lässt sich grundsätzlich in den zwei Grundstrategien präventive und korrektive Instandhaltung einteilen (ÖNORM EN13306, 2010, S. 21). Die präventive Instandhaltung ist gemäß ÖNORM EN13306 (2010, S. 12) jene Instandhaltung, welche in festgelegten Abständen nach vorgeschriebenen Kriterien durchgeführt wird, um die Ausfallwahrscheinlichkeit bzw. die Wahrscheinlichkeit einer eingeschränkten Erfüllung der Funktion einer Betrachtungseinheit, so gering wie möglich zu halten. Die Herausgeber Reichel, Müller und Mandelartz (2009, S. 137) sehen bei der präventiven Instandhaltungsstrategie den Fokus in der Werteerhaltung der Betrachtungseinheit, indem Verschleißteile vorbeugend ausgetauscht werden und die Restnutzungsmöglichkeit dieser außer Acht gelassen wird. Aus Sicht von Leidinger (2017, S. 3) steigt der Komfort für die Betreiberin/den Betreiber bei der präventiven Instandhaltung, da hierbei ungeplante Störungen reduziert werden. Die korrektive Instandhaltung wird beim Auftreten eines Fehlers durchgeführt, um die Betrachtungseinheit wieder in den Zustand zu bringen, indem sie geforderte Funktionen ausführen kann (ÖNORM EN13306, 2010, S. 13). Leidinger (2017, S. 20) stellt die korrektive Instandhaltung graphisch wie folgt dar:

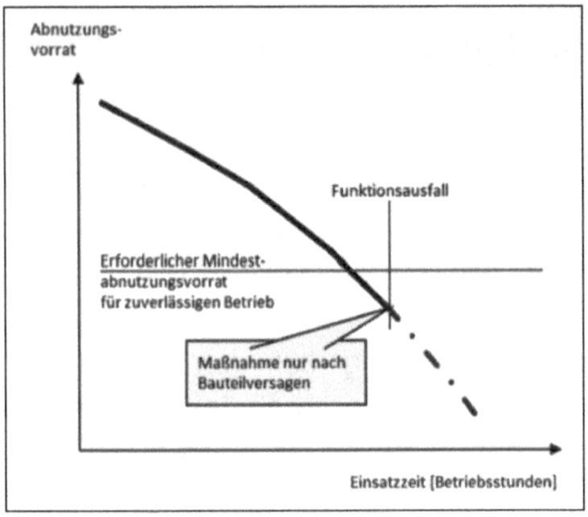

Abbildung 4: Korrektive Instandhaltung
(Leidinger, 2017, S. 20)

Die korrektive Instandhaltung wird unter anderem auch als reaktive Instandhaltung bezeichnet (Reichel et al., 2009, S. 137). Folgend eine graphische Veranschaulichung der Einteilung der Instandhaltungsstrategien gemäß ÖNORM EN13306 (2010, S. 21):

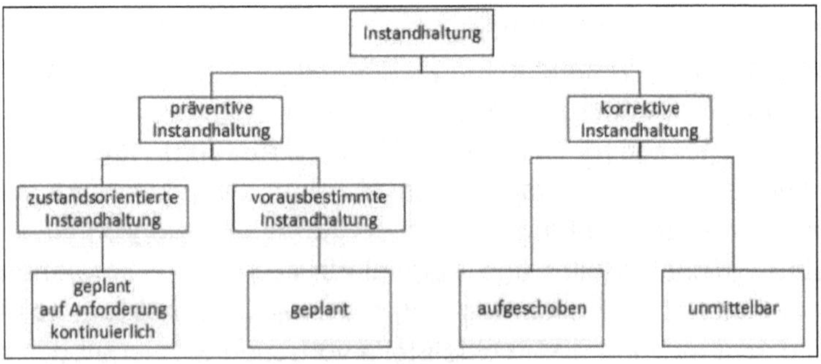

Abbildung 5: Instandhaltungsstrategien (eigene Darstellung in Anlehnung an ÖNORM EN13306, 2010, S. 21)

Wie in Abbildung 5 ersichtlich, wird die präventive Instandhaltung noch weiter in die zustandsorientierte und vorausbestimmte Instandhaltung unterteilt.

Gemäß ÖNORM EN13306 (2010, S. 13) besteht die zustandsorientierte Instandhaltung aus der Kombination von Zustandsüberwachung, Konformitätsprüfung, Prüfverfahren, Analysen und die daraus resultierenden Instandhaltungsmaßnahmen. Die Zustandsüberwachung, Konformitätsprüfung sowie das Prüfverfahren, können wie bereits in Abbildung 5 ersichtlich, planmäßig, auf Anforderung, oder kontinuierlich stattfinden (ÖNORM EN13306, 2010, S. 13). Schenk (2010, S. 31) beschreibt, dass die Zustandsüberwachung durch Methoden und Werkzeuge der technischen Diagnostik basiert und die einfachste Form die Überwachung durch den Menschen, durch Inspektionen, darstellt. Schenk (2010, S. 30) behauptet, dass bei der zustandsorientierten Instandhaltungsstrategie unter guter Ausnutzung der Steuergröße, dem Abnutzungsvorrates, die geringste Ausfallzeit entsteht. Daher ist es möglich, Instandhaltungsmaßnahmen nur dann durchzuführen, wenn der Abnutzungsvorrat es erfordert und die Intervalle der Instandhaltung werden auf die Veränderung des Abnutzungsvorrates angepasst (Schenk, 2010, S. 30f). Leidinger (2017, S. 19) stellt diese Vorgehensweise in seinem Werk wie folgt dar:

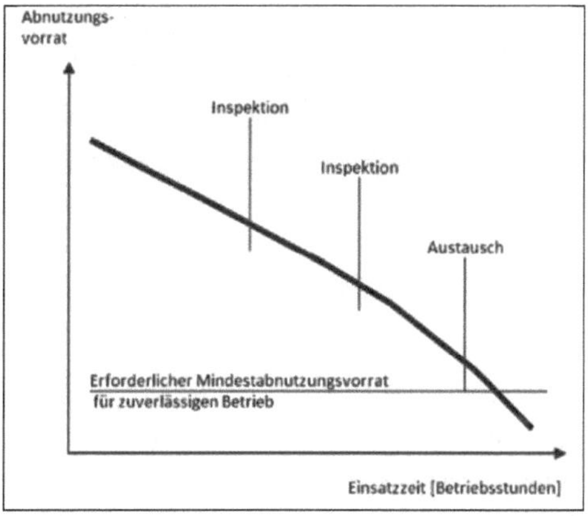

Abbildung 6: Zustandsorientierte Instandhaltung (Leidinger, 2017, S. 19)

Die vorausbestimmte Instandhaltung wird ohne vorherige Zustandsermittlung in festgelegten Intervallen oder nach einer festgelegten Zahl von Nutzungseinheiten durchgeführt (ÖNORM EN13306, 2010, S. 12). Gemäß ÖNORM EN13306 (2010, S. 12) erfolgt die Festlegung der Intervalle sowie die Zahl der Nutzungseinheiten aufgrund von Wissen bzgl. der Ausfallmechanismen einer Betrachtungseinheit. Schenk (2010, S. 31) sieht das Ziel dieser Instandhaltungsstrategie darin, dass potenzielle Störungen rechtzeitig aufgezeigt werden und mittels Instandhaltungsmaßnahmen verhindert wird, dass sich diese weiterentwickeln.

Reichel et al. (2009, S. 137) sehen die Instandhaltungsstrategie in einem Dreiecksverhältnis von präventiver, reaktiver und zustandsorientierter Instandhaltungsmaßnahme, wobei die Grenze zwischen präventiver und reaktiver Maßnahme aufgrund der Anforderungen an die zustandsorientierte Instandhaltung immer fließender wird. Wie bereits erwähnt ist die einfachste Form der zustandsorientierten Instandhaltung die Inspektion, wodurch Reichel et al. (2009, S. 137) beschreiben, dass dadurch technische Veränderungen frühzeitig erkannt werden, wodurch zukünftige Prognosen aufgestellt werden können und etwaige Risiken kalkulierbar sind. Ein optimaler Punkt ist in diesem Dreiecksverhältnis jedoch schwierig zu finden, da sich die Rahmenbedingungen zwischen z.B. Kosten und Nutzen und zwischen Risiko und Sicherheit immer wieder ändern (Reichel et al., 2009, S. 137). Aus Sicht von Reichel et al. (2009, S. 137) müssen sich die Instandhaltungsstrategien an den Gesamtkosten orientieren, welche in Verbindung des technischen Ausfalls zu den tatsächlichen Betriebskosten führen.

2.2.3 Lebenszyklus inkl. Lebenszykluskosten

Für die Beschreibung der verschiedenen Nutzungsphasen, welche eine technische Anlage aufweist, bietet sich eine graphische Darstellung eines Lebenszyklus an (Schenk, 2010, S. 11). Unter dem Lebenszyklus werden jene Phasen verstanden, welche eine Einheit beginnend mit der Konzeption bis zur Entsorgung durchläuft (ÖNORM EN13306, 2010, S. 8). Schenk (2010, S. 11) stellt die Lebenszyklusphasen einer technischen Anlage wie folgt dar:

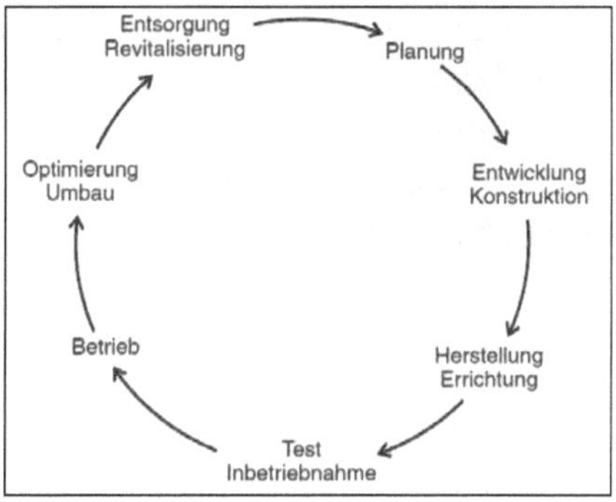

Abbildung 7: Lebenszyklusphasen einer technischen Anlage (Schenk, 2010, S. 11)

Der Lebenszyklus beginnt mit der Entscheidung zur Entwicklung bzw. Investition, wobei davor die Planung stattfindet (Schenk, 2010, S. 11f). Schenk (2010, S. 12) erklärt, dass die Lebenszykluskosten eine essentielle Bedeutung im Anlagenlebenszyklus darstellen. Die Lebenszykluskosten beinhalten all jene Kosten, welche während des gesamten Lebenszyklus einer Einheit auftreten (ÖNORM EN13306, 2010, S. 19). Wie in der ÖNORM EN13306 (2010, S. 19) bereits angemerkt, fallen für einen Nutzer nicht die gesamten Lebenszykluskosten an, sondern nur die des Beschaffungsvorganges, Betriebs, der Instandhaltung und Entsorgung. Nachdem das System, die Anlage, etc. an die Betreiberin/den Betreiber übergeben wurde, beginnt die Nutzungsphase, welche in der Regel die längste Phase darstellt (Schenk, 2010, S. 13). Die Nutzungsphase inkl. Darstellung der einzelnen Kosten stellt Schenk (2010, S. 13) in seinem Werk wie folgt dar:

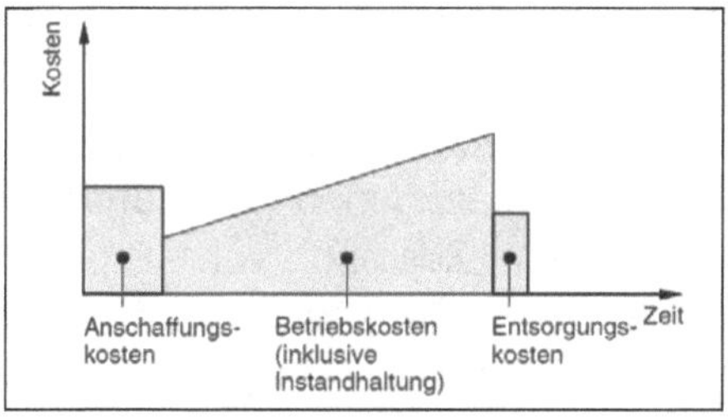

Abbildung 8: Nutzungsphasen technischer Anlagen (Schenk, 2010, S. 13)

Wie in Abbildung 8 ersichtlich, bestehen die Lebenszykluskosten aus den Anschaffungskosten, Betriebskosten inkl. Instandhaltungskosten sowie aus den Entsorgungskosten, wobei die größte Beeinflussung der Lebenszykluskosten durch die Instandhaltung erfolgt (Schenk, 2010, S. 13). Schenk (2010, S. 13) sieht die Aufteilung der gesamten Lebenszykluskosten wie folgt:

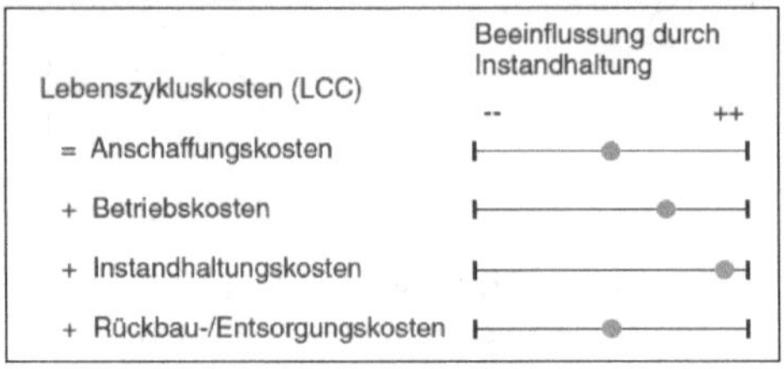

Abbildung 9: Beeinflussung der Lebenszykluskosten durch die Instandhaltung (Schenk, 2010, S. 13)

Bei Neuanschaffung aufgrund bspw. von Modernisierung der Anlage, oder wenn die Instandhaltung die Kosten einer Neuanschaffung übersteigen, kommt es zu einer Demontage der Anlage und der Lebenszyklus ist somit beendet (Schenk, 2010, S. 14).

2.2.4Instandhaltungskosten

Rötzel und Rötzel-Schwunk (2017, S. 113) erläutern in ihrem Werk, dass die Instandhaltungsmaßnahmen einen bedeutenden Einfluss auf die Kosten haben, wodurch bei diversen Überlegungen bzgl. der Instandhaltung die Kosten immer wieder zu kritischen Stellungnahmen führen. Daraus resultierend, sollen aus Sicht der beiden Autoren Rötzel und Rötzel-Schwunk (2017, S. 113f) alle Aufzeichnungen sowie Daten einer Instandhaltung zum einen objektbezogen und zum anderen umfangbezogen sein, da aufgrund der hohen Instandhaltungskosten eine pauschalierte Betrachtung nicht ausreichend ist. Bei den objektbezogenen Instandhaltungskosten handelt es sich um ein Maß für den Zustand von Produktionsanlagen sowie Arbeitsmitteln, wohingegen die umfangbezogenen Kosten einen Hinweis für die Entwicklung von Instandhaltungsstrategien aufweisen (Rötzel, Rötzel-Schwunk, 2017, S. 114).

Um den permanenten Kostendruck, welcher auf den Unternehmen lastet, zu senken, müssen die Kosten mittels Erstellung einer Kostentransparenz gelenkt werden, wobei diese Transparenz die Optimierung der Instandhaltungskosten verfolgt (Rötzel, Rötzel-Schwunk, 2017, S. 114-116). Daher ist es aus Sicht von Rötzel und Rötzel-Schwunk von Nöten, jene Kosten, welche beeinflussbar sind, zu beobachten und zu steuern. Zu den beeinflussbaren Kosten gehören unter anderem die Kosten des Betriebsgeschehens, also die Instandhaltungskosten (Rötzel, Rötzel-Schwunk, 2017, S. 115). Leidinger (2017, S. 1) beschreibt in seinem Werk, dass die Instandhaltungskosten die einzige Kostenart ist, auf welche nach der Inbetriebnahme noch Einfluss genommen werden kann. Weiters stellen die Autoren Rötzel und Rötzel-Schwunk (2017, S. 116) dar, dass gewährleistet werden muss, dass die Kosten in ihrer absoluten Höhe, in ihrer Zusammensetzung, bei ihrer Kostenstelle und verursachungsgerecht erfasst, gesteuert und ausgewertet werden müssen. Kostenstellen können wie Arbeitsplätze hierarchisch unterteilt werden und beschrieben somit die Organisationseinheit eines Unternehmens (Rötzel, Rätzel-Schwunk, 2017, S. 119). Lausch (2018, S. 155) zählt die Sammlung der Kosten, welche an einer bestimmten Stelle für bestimmte betriebliche Leistungen entstanden sind, als Aufgabe der Kostenstellen auf. Bereits Adam (1989, S. 88) erwähnt in seinem Werk, dass aufgrund der ungenauen Definition von Instandhaltungskosten keine exakte Zuteilung der Kosten auf die jeweiligen Kostenstellen erfolgt. Aufgrund der ungenauen Definition tritt auch häufig der Fall ein, dass diverse Kostensenkungen auf den falschen Stellen anzutreffen sind (Adam, 1989, S. 88). Besteht in Bezug auf die Instandhaltung jedoch die Notwendigkeit, die Kosten zu reduzieren, so ist dies immer mit dem Weglassen von diversen Maßnahmen verbunden, daher ist es prekär, die Kostenreduktion in der Instandhaltung korrekt zu dosieren, wodurch ein gutes Zusammenspiel zwischen Betriebsführung und Instandhaltung erforderlich ist (Leidinger, 2017, S. 3f).

Adam (1989, S. 89 vgl. Heck, 1981, S. 581) beschreibt die Instandhaltungskosten wie folgt:

> „Unter Instandhaltungskosten versteht man die zusammenfassende Bezeichnung für die Kosten, die mit der Bewältigung der Aufgaben zur Reduzierung und Vermeidung des Verschleißes von Betriebsmitteln sowie der daraus resultierenden wirtschaftlichen Nachteile verbunden sind."

Die Instandhaltungskosten werden aus Sicht von Adam (1989, S. 89) in Kosten für schadensvorbeugende und schadensbehebende Maßnahmen unterteilt. Die Kosten für die schadensvorbeugende Maßnahmen sind jene Kosten, welche für die Inspektion, Wartung und den vorbeugenden Austausch diverser Teile, um den Sollzustand zu bewahren, anfallen (Adam, 1989, S. 89). Im Vergleich dazu zählt Adam (1989, S. 89) die Kosten für etwaige Instandsetzungsmaßnahmen, um den Sollzustand wiederherzustellen, zu den Kosten für schadensbehebende Maßnahmen.

Adam (1989, S. 90) beschreibt in seinem Werk, dass bei der Anlagenwirtschaft neben der Instandhaltung noch weitere Aufgabenfelder hinzukommen, welche ebenfalls Kosten verursachen und oftmals Probleme bei der Abgrenzung zwischen diesen Kosten und den Instandhaltungskosten entstehen. Zu diesen Problemen zählt Adam (1989, S. 91) zum einen die Trennung zwischen Instandhaltungs- und Anlagenkosten und zum anderen die Schwierigkeit der Erfassung sowie Zuordnung der Kosten. Um dieser Problematiken aus dem Weg zu gehen, muss bei der Festlegung von Instandhaltungskosten darauf geachtet werden, welche Maßnahmen einer Instandhaltung zuzuordnen sind und welche Kosten als Instandhaltungskosten definiert werden (Adam, 1989, S. 91).

2.3 Wartungsvertrag

Ulbrich und Ullrich (2009, S. 3) beschreiben in ihrem Werk, dass die unterschiedlichen Serviceleistungen den Sinn und Zweck verfolgen, den funktionsfähigen Zustand einer Anlage zu bewahren bzw. falls notwendig wiederherzustellen. Darüber hinaus steigt mit der technischen und wirtschaftlichen Entwicklung die Nachfrage an Wartungsverträgen stetig, sowohl national als auch international (ÖNORM EN13269, 2016, S. 4). Jedoch haben Wartungsverträge immer unterschiedliche Leistungsinhalte und orientieren sich an dem jeweiligen Lebenssachverhalt bzw. den mannigfachen Bedürfnissen der Vertragsparteien (Fischer, Ullrich, 2016, S. 18). Daher ist es aus Sicht von Ulbrich und Ullrich (2009, S. 3) von essenzieller Bedeutung, die jeweiligen Leistungsinhalte, also die jeweils auszuführenden Tätigkeiten, möglichst genau und spezifiziert zu definieren, sowohl für den Auftraggeber als auch für den Auftragnehmer, um zukünftige Unstimmigkeiten zu vermeiden. Hierbei mangelt es in der Praxis immer wieder, was auf fehlende gesetzliche Leitbilder für Wartungsverträge rückzuführen ist (Fischer, Ullrich, 2016, S. 18).

Um die ordnungsgemäße Beschreibung sowie Festlegung von Instandhaltungsleistungen zu gewährleisten, die Qualität der Verträge zu verbessern sowie die Streitigkeiten zwischen den Vertragsparteien zu minimieren, dient die ÖNORM EN13269 als Leitfaden bzw. Hilfestellung bei der Erstellung von Wartungsverträgen (Hardt, 2018, S. 86). Der Anwendungsbereich dieser Norm liegt gemäß ÖNORM EN13269 (2016, S. 6) bei folgenden Bereichen:

- grenzüberschreitende sowie nationale Geschäftsbeziehungen
- gesamte Bandbreite von Instandhaltungsdienstleistungen
- jede Art von Einheiten ausgenommen Computer-Software

Gemäß ÖNORM EN13269 (2016, S. 5) soll bei der Anwendung dieser europäischen Norm folgendes dreistufiges Verfahren befolgt werden:

- <u>Schritt 1</u>
  Der Auftraggeber entscheidet, welche Instandhaltungsleistungen intern durchgeführt und welche an externe Instandhaltungsdienstleister vergeben werden.

- <u>Schritt 2</u>
  Der Auftraggeber trifft eine Vorauswahl an Dienstleistern, welche aus seiner Sicht in der Lage sind, die geforderten Instandhaltungsleistungen durchführen zu können.

- <u>Schritt 3</u>
  Der Wartungsvertrag wird mittels ÖNORM EN13269 erstellt und der Instandhaltungsdienstleister kann anschließend ausgewählt werden.

Bei der Auswahl, die Instandhaltungsleistungen an einen externen Dienstleister zu vergeben, sind seitens des Auftraggebers sowohl Vor- als auch Nachteile zu berücksichtigen (Hardt, 2016, S. 87). Hardt (2016, S. 87) listet unter anderem folgende Vor- und Nachteile in seinem Werk auf:

A) Vorteile

- eigenes Personal sowie Mittel und Materialen können eingespart werden
- durch die Fremdvergabe steht das eigene Personal für Leistungsspitzen zur Verfügung
- Anspruch auf Gewährleistung

B) Nachteile

- Fachkompetenzen werden eingekauft, wodurch das eigene Unternehmen rationalisiert wird
- Verlust des Know-hows bzgl. Instandhaltung
- Abhängigkeit gegenüber des Dienstleisters
- Betriebsgeheimnisse können an Dritte weitergetragen werden
- hoher Verwaltungsaufwand aufgrund erforderlicher Kontrollen des externen Dienstleisters
- Ein- sowie Unterweisung des externen Instandhaltungspersonals

2.3.2Arten von Wartungsverträgen

Fischer und Ullrich (2016, S. 20) unterscheiden in ihrem Werk bzgl. Wartungsverträge zwischen Dauerschuldverhältnis und Einmalaufträge. Bei den Dauerschuldverhältnissen handelt es sich um Verträge, bei welchen die vereinbarten Leistungen in regelmäßigen Abständen sowie wiederholend durchgeführt werden (Fischer, Ullrich, 2016, S. 20). Zusätzlich erwähnen Fischer und Ullrich (2016, S. 20), dass solche Verträge in der Regel für einen bestimmten Zeitraum abgeschlossen werden und sich automatisch verlängern, ausgenommen der Vertrag wird fristgerecht gekündigt. Fischer und Ullrich (2016, S. 25) weisen darauf hin, dass diese Art von Verträgen, aufgrund der längeren Laufzeit, vor allem eine Regelung bzgl. der Vergütung bei Preisanpassungen beinhalten müssen. Ein Einmalauftrag wird z.B. für Instandsetzungen oder Inspektionen abgeschlossen und kommt daher kurzfristig beim Auftreten von Störungen zustande (Fischer, Ullrich, 2016, S. 20-24).

Fischer und Ullrich (2016, S. 66-265) erläutern in ihrem Werk unterschiedliche Arten von Wartungsverträgen inkl. Musterverträge, wie z.B. den Grundvertrag Wartung, 24/7-Service/Hotline-Vertrag sowie den Vollwartungsvertrag. Diese und andere Verträge werden in den folgenden Punkten näher dargelegt.

A) Grundvertrag Wartung

Dieser sowie alle anderen Verträge, können für eine, mehrere sowie eine Vielzahl von Anlagen aufgesetzt werden (Fischer, Ullrich, 2016, S. 66). Der Vertrag Grundvertrag Wartung hat die Absicht, Neutralität zwischen Auftraggeber und Auftragnehmer zu schaffen, indem er die Interessen beider Vertragsparteien fair gegeneinander abwägt (Fischer, Ullrich, 2016, S. 66). Anhand des Musterbeispiels von Fischer und Ullrich (2016, S. 68-80) kann festgestellt werden, dass der sehr umfangreiche Grundvertrag Wartung unter anderem aus den Punkten Leistungsumfang, Anforderungen an das Fachpersonal, Pflichten bzgl. Dokumentation sowie Vergütung besteht.

B) Wartungsvertrag kurz

Im Gegensatz zum Grundvertrag Wartung kommt es beim Wartungsvertrag kurz unter anderem zum Verzicht der wiederkehrenden Prüfung, Regelung bei Verzug der Leistung, Preisanpassung sowie des Versicherungsschutzes (Fischer, Ullrich, 2016, S. 125). Zusätzlich halten Fischer und Ullrich (2016, S. 125) die Regelung bzgl. der Instandhaltungsausführung sowie der Vergütung kompakter als im Grundvertrag Wartung.

C) 24/7-Service/Hotline-Vertrag

Dieser Vertrag ist für jene Dienstleistungsunternehmer gedacht, welche ihren Kunden zusätzlich einen Bereitschaftsdienst anbieten (Fischer, Ullrich, 2016, S. 172). Fischer und Ullrich (2016, S. 172) erläutern, dass ein Instandhaltungstechniker nur vor Ort ist, sofern die Beseitigung der Störung mittels Hilfestellung der Service-Hotline nicht gewährleistet werden kann. Nicht Gegenstand dieses Vertrages sind die heutzutage weit verbreiteten Remote-Services, diese werden ausschließlich im nachfolgenden Vertrag festgehalten (Fischer, Ullrich, 2016, S. 172). Fischer und Ullrich (2016, S. 172) weisen darauf hin, dass die Bezeichnung 24/7 bedeutet, dass 24 Stunden, 7 Tage die Woche und somit rund um die Uhr das Service zur Verfügung gestellt wird, dieser Begriff jedoch nicht gesetzlich geregelt ist und daher von beiden Vertragsparteien im Vertrag deutlich definiert werden muss. Des Weiteren muss im Vertrag geregelt werden, wie die Definition des 24/7-Services an z.B. Feiertagen oder während der Ferienzeit zu verstehen ist (Ulbrich, Ullrich, 2009, S. 32).

D) Remote Service-Vertrag

Bei diesem Vertrag wird geregelt, dass sich ein Servicetechniker des externen Dienstleisters, sofern es die Software zulässt, auf die Anlage verbindet und so eine Fehlersuche durchführen sowie den Fehlerspeicher auslesen kann, um anschließend den Fehler zu analysieren (Fischer, Ullrich, 2016, S. 191). Fischer und Ullrich (2016, S. 191) erwähnen, dass ebenfalls per Remotezugriff der Zustand der Anlage ausgelesen werden kann, sofern diese über dafür entsprechende Sensoren verfügt.

E) Vollwartungsvertrag

Bei einem Vollwartungsvertrag soll ein überschaubarer Vertrag zustande kommen, indem nicht nur regelmäßige Instandhaltungsleistungen geregelt sind, sondern dass externe Dienstleistungsunternehmen auch verpflichtet sind, Störungen zu beheben sowie Instandsetzungsarbeiten, welche über Pauschalen vergütet werden, durchzuführen (Fischer, Ullrich, 2016, S. 243). Ulbrich und Ullrich (2009, S. 31) weisen darauf hin, dass diese zusätzlichen Leistungen ebenfalls präzise beschrieben werden müssen. Im Gegensatz zum Grundvertrag Wartung verzichten Fischer und Ullrich (2016, S. 245-251) in ihrem Mustervertag unter anderem auf die wiederkehrende Prüfung, Regelungen zum Verzug der Leistungen sowie zum Versicherungsschutz.

2.3.3Aufbau und Inhalt von Wartungsverträgen

Hardt (2018, S. 87-89) gliedert und erläutert die wesentlichen Vertrags-elemente eines Wartungsvertrages wie folgt ein:

A) Festlegung der Mindestanforderungen

- Wer schließt mit wem einen Vertrag ab?
- Welche Leistungen werden erbracht?

B) Definition eines Ziels

- eindeutige Festlegung der geforderten Instandhaltungsleistungen
- Festlegung der unternehmensinternen Instandhaltungsgrundsätze
- Anforderungen der strategischen Vorgaben

C) Festlegung des Leistungsumfangs

- Angaben und Benennung des Instandhaltungsortes
- Beschreibung der geforderten Instandhaltungsarbeiten
- Vorgabe der zeitlichen Leistungserbringung
- Regelungen bei Leistungsstörungen, wie z.B. Verhinderung, Verzug, etc.

D) Spezifikation der technischen Vereinbarungen

- Regelung der Anforderungen von Informationsleistungen, Dokumentationserfordernissen
- Vereinbarung bzgl. Ersatzteilen, Materialien sowie Verbrauchteilen oder –stoffen

E) Kaufmännische Vereinbarungen

- Regelungen des Preise sowie der Zahlungsbedingungen

F) Diverse weitere Bestimmungen

- Gewährleistungsansprüche, Vertragsstrafen, Versicherungspflichten sowie finanzielle Sicherungsleistungen

G) Organisatorische Vereinbarungen

- Regelungen zu den Ausführungsvereinbarungen
    - Gesundheits- und Arbeitsschutz, Sicherheit, Umweltschutz, Qualitätsanforderungen, Verantwortungsbereiche der Leitung bzw. Aufsicht und des Berichtwesens

H) Weitere Regelungen

- Regelung der Geheimhaltung, Urheberschutzes, Eigentumsrechte, Haftung sowie vorzeitiger bzw. fristgerechter Kündigung
- Vereinbarung bzgl. Rückgabe oder Verbleib der Vertragsunterlagen, Änderungen des Vertrages innerhalb der Laufzeit sowie bei Beauftragung von Subunternehmen

Gemäß ÖNORM EN13269 (2016, S. 9-22) werden die erwähnten Vertragselemente wie folgt aufgeteilt: Vertragskopf, Inhaltsverzeichnis, Ziel, Vertragsunterlagen, Definitionen für den Vertrag, Umfang der Aufgaben, Technische Vereinbarungen, Kaufmännische Vereinbarungen, Organisatorische Vereinbarungen, Rechtliche Vereinbarungen.

3 Methode

Dieses Kapitel gibt Aufschluss über die durchgeführte Literaturrecherche, welche durch die Autorin dieser Arbeit durchgeführt wurde.

3.2 Literaturrecherche

Am Beginn der Literaturrecherche überlegte sich die Autorin, basierend auf den Forschungsfragen, mögliche Schlag- bzw. Stichwörter, welche zur Beantwortung der anfangs gestellten Fragen behilflich sein sollen. Hierbei verwendete die Autorin Begriffe wie Instandhaltung, Wartung, Inspektion, Instandsetzung, Produktlebenszyklus, Wartungsvertrag sowie Instandhaltungsvertrag, welche Hauptbestandteil der ersten Recherche waren. Die Suche wurde sowohl mit deutschen als auch mit englischen Begriffen durchgeführt.

Anschließend wurden bestimmte Literaturdatenbanken von der Autorin ausgewählt, um die Suche zu erweitern bzw. zu verfeinern. Dabei hat die Autorin die Datenbanken Google Scholar, Bibliothek FH Campus Wien, Universitätsbibliothek der Medizinischen Universität Wien (MUW) sowie das Rechtsinformationssystem des Bundes (RIS) herangezogen. Für diverse normative Vorgaben nutzte die Autorin die Suchfunktion der Internetseite von Austrian Standards.

Um die Suche zu verfeinern bzw. die Ergebnisse einzuschränken, wurden die bereits erwähnten Begriffe mit Hilfe von booleschen Operatoren verknüpft. So erhielt die Autorin weitere relevante und annehmbare Ergebnisse für diese Arbeit.

Die primäre Literaturrecherche für die vorliegende Arbeit wurde im Zeitraum von März 2019 bis April 2019 vorgenommen. Während des Schreibprozesses stieß die Autorin jedoch weiterhin auf offene bzw. neue Punkte sowie Themengebiete, wodurch eine Verfeinerung der bereits durchgeführten Literaturrecherche bzw. eine zusätzliche Recherche neuer Begriffe und Themen erforderlich war. Um den Überblick der gesuchten Schlag- bzw. Stichwörter zu bewahren, verwendete die Autorin ein Suchprotokoll. Dieses beinhaltet die gesuchten Begriffe bzw. Wörter, das Datum der Suche sowie die Internetlinks, sofern es erforderlich war, diese zu speichern.

3.3 Auswahl der Literatur

Aufgrund der Vielzahl für diese Thematik relevanter Literatur, war eine Selektion erforderlich, welche nach bestimmten Kriterien geschah. Die Autorin entschied sich ausschließlich deutschsprachige Literatur für diese Arbeit zu verwenden. Des Weiteren wurde darauf geachtet, dass die zu behandelnden Themengebiete sowohl im Allgemeinen als auch auf das Gesundheitswesen bzw. auf Medizinprodukte bezogen, beschrieben und erläutert werden. Zusätzlich achtete die Autorin darauf, dass die herangezogenen Quellen den wissenschaftlichen Anforderungen entsprachen. Dahingehend wurde englischsprachige Literatur bzw. Quellen, sowie jene, welche nicht den wissenschaftlichen Anforderungen entsprachen, selektiert.

Letztendlich besteht die eingesetzte Literatur sowohl aus Büchern, Internetquellen, als auch aus Gesetzestexten, Verordnungen sowie Normen. Das Internet wurde hauptsächlich für die frei zugänglichen Gesetze bzw. Verordnungen herangezogen. Zusätzlich wurden themenrelevante Internetseiten recherchiert, welche der Autorin einen besseren Überblick über die Themengebiete Medizintechnik und medizintechnische Systeme verschafften. Die verwendeten Internetquellen wurden von der Autorin in ausgedruckter bzw. elektronischer Form aufbewahrt und gespeichert, um die Vorlage an den Betreuer gewährleisten zu können. Schlussendlich wurden alle relevanten Publikationen sowie Internetquellen, welche im Literaturverzeichnis aufgelistet sind, von der Autorin gesichtet und gelesen.

Des Weiteren sind einige Vorlesungsunterlagen, welche die Autorin im Laufe des Studiums zur Verfügung gestellt bekommen hat, ebenfalls in diese Arbeit hineingeflossen. Diese dienten ausschließlich dafür, um die Zusammenhänge der einzelnen Themengebiete besser zu verstehen. Da diese Unterlagen in dieser Arbeit in keinster Weise zitiert wurden, sind diese auch nicht Bestandteil des Literaturverzeichnisses.

Von der Autorin dieser Arbeit wurden keine Experteninterviews, Befragungen oder dergleichen durchgeführt. Aufgrund der Fachkunde sowie der Anstellung in einer Krankenanstalt, ist ein Teil der Ergebnisse auf vor allem Expertisen und Beobachtungen der Autorin zurückzuführen.

4 Ergebnisse

Im nachfolgenden Kapitel stellt die Autorin die Forschungsergebnisse, welche die Grundlage zur Beantwortung der Forschungsfragen liefern, dar. Aufgrund der Literaturrecherche haben sich folgende Ergebnisse ergeben.

4.1 Darstellung der Ergebnisse

Wie im theoretischen Teil dieser Arbeit ersichtlich, gibt es unterschiedliche Auffassungen bzw. Definitionen der Instandhaltung. Grundsätzlich dient eine ordnungsgemäße Instandhaltung dafür, um den Wert der Anlage, welcher investiert wurde, zu schützen und sichert ebenfalls die geforderte Verfügbarkeit dieser (ÖNORM EN13269, 2016, S. 4). Das Problem in dieser Thematik ist jedoch, dass der Instandhaltung des Öfteren keine Aufmerksamkeit gewidmet wird (Fischer, Ullrich, 2016. S. 15). Rötzel und Rötzel-Schwunk (2017, S. 15) stellen in ihrem Werk dar, dass der Instandhaltung durchaus mehr Aufmerksamkeit gewidmet werden muss, da die Investition in eine neue Anlage nur dann zu rechtfertigen ist, wenn eine hohe Anlagenverfügbarkeit bei minimalen Kostenaufwand gewährleistet werden kann. Zusätzlich sollen mittels Instandhaltung auch die Schadenkosten möglichst gering gehalten werden (Rötzel, Rötzel-Schwunk, 2017, S. 17). Hierfür ist unter anderem die laufende Pflege von Maschinen, Anlagen, etc. erforderlich, um gegen gröbere Schäden vorzubeugen (Rötzel, Rätzel-Schwunk, 2018, S. 17).

Im Allgemeinen dient die deutsche Norm DIN 31051 als Grundlage für die Instandhaltung, indem sie Grundlagen festlegt, Begriffe definiert und die Instandhaltung in deren vier Grundmaßnahmen untergliedert (DIN 31051, 2003, S. 2). Handelt es sich um ein Medizinprodukt, wird die Instandhaltung gemäß Medizinproduktegesetz (2005, §2, Abs. 19) im Gegensatz zur DIN 31051 nur in drei Grundmaßnahmen untergliedert. Die Medizinproduktebetreiberverordnung (2007, §5-§7) regelt in Hinblick auf die Instandhaltung von Medizinprodukten zusätzlich die Sicherheit und Gesundheit von PatientInnen, AnwenderInnen und Dritten sowie weiterführende Maßnahmen neben der Instandhaltung.

Ein weiterer wichtiger Aspekt in der Instandhaltung sind die Instandhaltungsstrategien, welche für die Erfüllung der Instandhaltungsziele angewandt werden (ÖNORM EN13306, 2010, S. 5). Bei den Instandhaltungszielen handelt es sich unter anderem um die Erhöhung der Verfügbarkeit, Lebensdauer und Wirtschaftlichkeit sowie um die Senkung der Instandhaltungskosten (Hardt, 2018, S. 41). Schenk (2010, S. 26) beschreibt, dass diese Strategien festlegen, zu welchem Zeitpunkt welche Instandhaltungsmaßnahme durchgeführt wird und dabei die gesetzlichen, sicherheitstechnischen, technischen, produktionsrelevanten sowie wirtschaftlichen Aspekte nicht außer Acht gelassen werden dürfen.

Bevor die Instandhaltungskosten im Spezielle betrachtet werden, ist es hilfreich, den Lebenszyklus, welcher die verschiedenen Nutzungsphasen einer Anlage beschreibt, näher zu betrachten (Schenk, 2010, S. 11). Grundsätzlich stellt ein Lebenszyklus alle Phasen einer Einheit, beginnend mit der Konzeption bis hin zur Entsorgung, dar (ÖNORM EN13306, 2010, S. 8). Schenk (2010, S. 12) erläutert in seinem Werk, dass die Lebenszykluskosten eine essentielle Bedeutung im Lebenszyklus einer Anlage darstellen. Diese Kosten beinhalten all jene Ausgaben, welche während des gesamten Lebenszyklus einer Anlage anfallen (ÖNORM EN13306, 2010, S. 19).

Weiters steigt in Bezug auf die Instandhaltung aufgrund der technischen und wirtschaftlichen Entwicklung die Nachfrage an Wartungsverträgen (ÖNORM EN13269, 2016, S. 4). Fischer und Ullrich (2016, S. 3-18) erläutern in ihrem Werk, dass sich Wartungsverträge immer an dem jeweiligen Lebenssachverhalt bzw. den mannigfachen Bedürfnissen orientieren und es daher von essenzieller Bedeutung ist, die jeweils auszuführenden Tätigkeiten für den Auftraggeber als auch den Auftragnehmer möglichst genau und spezifiziert zu definieren. Um dies zu gewährleisten, dient die ÖNORM EN13269 als Leitfaden bzw. Hilfestellung bei der Erstellung von Wartungsverträgen (Hardt, 2018, S. 86). Diese Norm beinhaltet des Weiteren auch den Aufbau sowie den jeweiligen Inhalt der einzelnen Punkte eines Wartungsvertrages (ÖNORM EN13269. S. 9-22). Fischer und Ullrich (2016, S. 66-265) erläutern in ihrem Werk unterschiedliche Arten von Wartungsverträgen inkl. Musterverträge, wie z.B. Grundvertrag Wartung und Vollwartungsvertrag.

4.2 Beantwortung Forschungsfrage 1

Die erste Forschungsfrage wurde von der Autorin wie folgt gestellt:
Welche Maßnahmen beinhaltet eine Instandhaltung?

Gemäß DIN 31051 (2003, S. 2) zählt zu den Grundmaßnahmen der Instandhaltung im Allgemeinen die Wartung Inspektion, Instandsetzung sowie Verbesserung. Handelt es sich um ein Medizinprodukt, so gilt die Definition gemäß Medizinproduktegesetz, welches im Gegensatz zur DIN 31051 nur die Maßnahmen Wartung, Inspektion und Instandsetzung vorsieht (MPG, 2005, §2, Abs. 19). Zusätzlich sieht die Medizinproduktebetreiberverordnung weiterführende Maßnahmen wie die wiederkehrende sicherheitstechnische Prüfung sowie die messtechnischen Kontrollen vor (MPBV, 2007, §§6).

4.3 Beantwortung Forschungsfrage 2

Die zweite Forschungsfrage lautet wie folgt:
In welche Strategien lässt sich die Instandhaltung einteilen?

Grundsätzlich lässt sich die Instandhaltung gemäß ÖNORM EN13306 (2010, S. 21) in den zwei Grundstrategien präventive und korrektive Instandhaltung einteilen. Wie in Abbildung 5 dieser Arbeit ersichtlich, wird die präventive Instandhaltung noch weiter in eine zustandsorientierte und vorausbestimmte Instandhaltung unterteilt (ÖNORM EN13306, 2010, S. 21).

4.4 Beantwortung Forschungsfrage 3

Folgende dritte Forschungsfrage wurde von der Autorin gestellt:
Welche Kosten beinhaltet die Nutzungsphase einer technischen Anlage?

Nachdem das System, die Anlage, etc. an die Betreiberin/den Betreiber übergeben wurde, beginnt die längste Phase des Lebenszyklus, die Nutzungsphase (Schenk, 2010, S. 13). Zu den Lebenszykluskosten, welche während dieser Phase anfallen, zählt Schenk (2010, S. 13) die Anschaffungskosten, Betriebskosten inkl. Instandhaltungskosten sowie die Entsorgungskosten.

4.5 Beantwortung Forschungsfrage 4

Die vierte Forschungsfrage wurde wie folgt gestellt:
Wie sieht der Verlauf dieser Kosten aus?

Wie bereits in Abbildung 9 dargestellt, sieht Schenk (2010, S. 13) die Entsorgungskosten sowie die Anschaffungskosten als geringsten Anteil der Lebenszykluskosten, an zweiter Stelle befinden sich die Betriebskosten und jene Kosten, welche die größte Beeinflussung auf die gesamten Lebenszykluskosten darstellen, sind die Instandhaltungskosten.

4.6 Beantwortung Forschungsfrage 5

Folgende fünfte Forschungsfrage wurde von der Autorin gestellt:
Welche Maßnahme eignet sich, um die Instandhaltungskosten zu optimieren bzw. zu minimieren?

Neben der Sicherstellung der Zuverlässigkeit einer technischen Anlage ist die Anwendung einer korrekten Instandhaltungsstrategie auch für die Instandhaltungskosten, welche einen wirtschaftlichen Einfluss auf ein Unternehmen aufweisen, von essenzieller Bedeutung (Schenk, 2010, S. 26). Aufgrund der wirtschaftlichen Entwicklung steigt sowohl national als auch international die Nachfrage an Wartungsverträgen (ÖNORM EN13269, 2016, S. 4). Daher ist es erforderlich, die unterschiedlichen Leistungsinhalte für beide Vertragsparteien genau zu spezifizieren und anschließend in einem Wartungsvertrag festzuhalten (Ulbrich, Ullrich, 2009, S. 3). Fischer und Ullrich (2016, S. 66-265) stellen hierfür in ihrem Werk unterschiedliche Arten von Wartungsverträgen vor.

4.7 Beantwortung Forschungsfrage 6

Die fünfte Forschungsfrage wurde wie folgt gestellt:
Aus welchen Punkten bzw. Inhalten besteht ein ordnungsgemäßer Wartungsvertrag für technische Systeme?

A) Vertragskopf
Neben der Festlegung des Vertrages sowie diverse Angaben zu den Vertragsparteien gemäß ÖNORM EN13269 (2016, S. 9) sieht Hardt (2018, S.

87f) die Nennung der grundsätzlichen Leistungen ebenfalls als Inhalt des Vertragskopfes.

B) Ziel

Hardt (2016, S. 88) sieht in diesem Punkt die eindeutige Festlegung der geforderten Instandhaltungsleistungen sowie der unternehmensinternen Instandhaltungsgrundsätze und die Anforderungen bzgl. der strategischen Vorgaben. Zusätzlich bedarf es einleitend einer Formulierung für zukünftige Vertragsänderungen, um die allgemeine Redewendungen zu vermeiden (ÖNORM EN13269, 2016, S. 9).

C) Leistungsumfang

Neben der Beschreibung der erforderlichen Instandhaltungsarbeiten, ist es notwendig, Angaben bzgl. dem Instandhaltungsort und der zeitlichen Leistungserbringung sowie Regelung beim Eintreten eines Verzuges zu definieren (ÖNORM EN13269, 2016, S. 10f).

D) Technische Vereinbarungen

Gemäß ÖNORM EN13269 (2016, S. 13) wird in diesem Punkt die Vereinbarung bzgl. Ersatzteile, Materialien sowie Verbrauchsteile bei Bedarf getroffen. Darüber hinaus muss der Informationsaustausch über den Zustand der Betrachtungseinheit zwischen Auftraggeber und Auftragnehmer festgehalten werden.

E) Kaufmännische Vereinbarungen

In erster Linie kommt es hier gemäß ÖNORM EN13269 (2016, S. 14) zur Festlegung der Preise sowie Zahlungsbedingungen. Weiters werden die Gewährleistungs- und Garantieansprüche, Vertragsstrafen, Prämien sowie Versicherungen, welche per Gesetz oder Vertrag gelten, geregelt (ÖNORM EN13269, 2016, S. 15).

F) Organisatorische Vereinbarungen

Gemäß ÖNORM EN13269 (2016, S. 16-18) regeln die organisatorischen Vereinbarungen z.B. die Verantwortungsbereiche beider Vertragsparteien hinsichtlich der Instandhaltungsaufgaben, den Gesundheitsschutz und die Arbeitssicherheit, den Umweltschutz sowie alle erforderlichen Aufzeichnungen bzgl. der Instandhaltungsarbeiten.

G) Rechtliche Vereinbarungen
Die rechtlichen Vereinbarungen bestehen gemäß ÖNORM EN13269 (2016, S. 19-22) unter anderem aus den Punkten Eigentumsrechte bzw. Urheberrechte, Vertraulichkeit, Haftung, Gültigkeit des Vertrages sowie aus dem Vertragsdatum.

Zusätzlich soll gemäß ÖNORM EN13269 (2016, S. 9) nach dem Vertragskopf ein Inhaltverzeichnis für einen besseren Überblick dienen.

5 Zusammenfassung, Limitation, Ausblick

Aufgrund des modernen medizinischen Fortschritts und der demographischen Gesellschaftsentwicklung, wird aus Sicht der Autorin die Neuanschaffung und somit die Investition medizintechnischer Geräte zukünftig eine noch bedeutendere Rolle in Krankenanstalten einnehmen. Dadurch wird der Kostendruck ausgeprägter auf die Krankenanstalten lasten, wodurch eine neue Denkweise angestrebt werden muss, um diesen Kostendruck entgegenzuwirken. In der bereits beschrieben Thematik sieht die Autorin daher die Erfordernis, Objektivierungsmaßnahmen bzgl. der Anschaffung von Medizinprodukten bzw. medizintechnischen Systemen zu schaffen, da heutzutage dieser nicht ausreichend Aufmerksamkeit gewidmet wird.

Wie im theoretischen Teil ersichtlich, gibt es unterschiedliche Definition bzw. Auffassungen des Begriffs Instandhaltung. Aus Sicht der Autorin handelt es sich hierbei um eine ungenaue Definition, daher muss diese auf die jeweilige Anlage im Speziellen abgestimmt bzw. definiert werden. Eine unzureichende Beschreibung ist vor allem in Bezug auf die Instandhaltungskosten nicht sinnvoll, da bereits die Anschaffung des Systems einen hohen Anteil an Kosten darstellt. Um die Investition bzw. Anschaffung rechtfertigen zu können, muss die Verfügbarkeit einer Anlage im hohen Maß gewährleistet werden, damit ein ordnungsgemäßes Verhältnis zwischen Kosten und Nutzen angestrebt werden kann. Die Autorin dieser Arbeit kann aufgrund ihrer Anstellung in einer Krankenanstalt feststellen, dass die Lebenszykluskosten, im Speziellen die Instandhaltungskosten, nur in den seltensten Fällen berücksichtigt werden. Wie bereits im theoretischen Teil erwähnt, handelt es sich bei den Instandhaltungskosten um den größten Anteil der gesamten Lebenszykluskosten. Daher ist es aus Sicht der Autorin von essenzieller Bedeutung, diese frühzeitig zu kalkulieren bzw. zu berücksichtigen, damit anschließend keine Probleme bzgl. der Finanzierung entstehen.

Weiters dient die DIN 31051 als Grundlage für die Definition der jeweiligen Maßnahmen sowie Strategien der Instandhaltung. Diese Norm dient aus Sicht der Autorin ausschließlich als Leitfaden, jedoch müssen die einzelnen Begriffe in Bezug auf die unterschiedlichen Anlagen bzw. Bedürfnisse explizit spezifiziert und beschrieben werden. Dies gilt ebenfalls für die beschriebenen Maßnahmen im Medizinproduktegesetz sowie in der Medizinproduktebetreiberverordnung. Weiters dürfen die Begleitpapiere der einzelnen Anlagen bzw. Systeme nicht außer Acht gelassen und ebenfalls berücksichtigt werden.

Die ÖNORM EN13306 dient als Grundlage sowie Beschreibung der unterschiedlichen Instandhaltungsstrategien, jedoch können diese je nach Unternehmen bzw. Anlage ebenfalls abweichen, wodurch es aus Sicht der Verfasserin einer eigenen Festlegung bedarf. Diese Festlegungen bzw. Abweichungen zu den Normen, müssen vertraglich festgehalten werden, um etwaige Streitigkeiten bzw. unterschiedliche Auffassungen zu vermeiden, so die Sicht der Autorin.

Die ÖNORM EN13269 beschreibt die einzelnen Inhalte sowie den Aufbau der Wartungsverträge im Detail. Um einen einheitlichen Wartungsvertrag der unterschiedlichen Anlagen bzw. Systeme aufzusetzen, sieht die Autorin diese Norm als geeignet. Der erläuterte Inhalt der unterschiedlichen Punkte gemäß ÖNORM EN13269 ist jedoch je nach Anlage bzw. Erfordernis individuell anzupassen und dient daher ausschließlich als Leitfaden für die Erstellung von Wartungsverträgen. Daher sieht die Autorin es als erforderlich, die einzelnen Inhalte explizit zu beschreiben, anstatt davon auszugehen, dass die Auffassung beider Vertragsparteien dieselbe ist.

Weiters stellt die Autorin aufgrund ihrer Beobachtungen fest, dass den erforderlichen Normen, Gesetzestexten, Begleitpapiere, etc. nur geringe Aufmerksamkeit bzgl. der in dieser Arbeit bearbeiteten Thematik geschenkt wird. Oftmals ist auch zu beobachten, dass in diesen Normen, etc. überhaupt nicht nachgeschlagen wird, da die unterschiedlichsten Fachleute behaupten, diese nicht zu benötigen und bereits über das notwendige Know-how verfügen. Hierbei stellt die Autorin jedoch fest, dass aufgrund dessen unterschiedliche Vorgaben, speziell Medizinprodukte betreffend, nicht beachtet werden.

Die Autorin dieser Arbeit sieht daher die exakte Definition der einzelnen Instandhaltungsleistungen, eine explizite Beschreibung der unterschiedlichen Punkte und Inhalte eines Wartungsvertrages sowie die Schaffung von Bewusstsein bzgl. Normen, Gesetzestexten, etc., als essenzielle Maßnahme an, um eine Optimierung bzw. Minimierung der Lebenszykluskosten, im

Speziellen der Instandhaltungskosten, zu gewährleisten. Hierfür befindet sich im Anhang ein Mustervertrag, welchen die Autorin gemäß ÖNORM EN13269 (2016, S. 9-22) und mit Hilfe der Musterverträge von Fischer und Ullrich (2016, S. 66-265) als Leitfaden zur Optimierung bzw. Minimierung der Instandhaltungskosten erstellt hat. Zusätzlich werden in diesem Mustervertag alle relevanten Gesetze, Verordnungen sowie Normen, welche Gegenstand dieser Arbeit sind, von der Verfasserin berücksichtigt.

5.1 Limitation

Die thematisierte Problemstellung wurde von der Autorin dieser Arbeit ausschließlich im intramuralen Bereich, in Krankenanstalten, behandelt, was nur einen kleinen Teil des gesamten Gesundheitswesens darstellt. Weiters befasst sich diese Arbeit ausgenommen im Allgemeinen über technische bzw. medizintechnische Systeme, nicht aber über eine spezielle Anlage oder System.

Die einzelnen Beobachtungen der Autorin sind auf eine spezielle Krankenanstalt zurückzuführen, wobei sie den Namen dieser aus Rücksichtnahme auf die Krankenanstalt in dieser Arbeit nicht erwähnen möchte.

Die Verfasserin dieser Arbeit erlaubt sich darauf hinzuweisen, dass die erwähnten Objektivierungsmaßnahmen sowie der Leitfaden ausschließlich als neue Denkansätze bzw. als Unterstützung zu verstehen sind. Weiters sind diese nicht im Allgemeinen anwendbar, sondern müssen individuell für jede Krankenanstalt bzw. in diesem Fall für jede Anlage definiert werden.

5.2 Ausblick

Zukünftig bedarf es aus Sicht der Autorin bei der Anschaffung bzw. Investition von medizintechnischen Systemen zum einen an einer ausgeprägteren, wirtschaftlichen Denkweise und zum anderen einer exakten Definition der erforderlichen Instandhaltungsleistungen sowie einer ordnungsgemäßen Erstellung eines Wartungsvertrages. Nur mit Hilfe dieser neuen Denkweise sowie den genannten Maßnahmen, können in Zukunft die Instandhaltungskosten einer Anlage exakt kalkuliert und berücksichtigt werden.

Die Umsetzung dieser Objektivierungsmaßnahmen erfordert ein funktionierendes Zusammenspiel mit den unterschiedlichen Abteilungen, welche an der Neuanschaffung bzw. Investition beteiligt sind, sowie mit den externen Dienstleistungsunternehmen. Um dieses Zusammenspiel gewährleisten zu können, bedarf es wiederrum den Einsatz von Fachleuten in den einzelnen Abteilungen, um deren Know-how einzubringen.

6 Literaturverzeichnis

Bücher

Sarwat Adam: *Optimierung der Anlageninstandhaltung: Verfügbarkeitsanforderung, Ausfallkosten und Ausfallverhalten als Bestimmungsgrößen wirtschaftlich sinnvoller Instandhaltungsstrategien*, 1989

Andreas Fischer, Claus Ullrich: *Instandhaltungs- und Serviceverträge, Grundlagen – Vertragsmuster – Erläuterungen*, 2016

Hartmut Hardt: *Instandhaltungsverträge, Grundlagen und Vertragserstellung nach DIN EN13269*, 2018

Rüdiger Kramme (Hrsg.): *Medizintechnik, Verfahren – Systeme – Informations-verarbeitung*, 2011

Andreas P. Lausch: *Organisation und Betriebsführung im Gesundheitswesen für Pflege-, Gesundheits- und Sozialberufe*, 2018

Bernhard Leidinger: *Wertorientierte Instandhaltung, Kosten senken, Verfügbarkeit erhalten*, 2017

Jens Reichel, Gerhard, Müller, Johannes Mandelartz (Hrsg.): *Betriebliche Instandhaltung*, 2009

Adolf Rötzel, Iris Rötzel-Schwunk: *Instandhaltung – eine betriebliche Herausforderung*, 2017

Michael Schenk (Hrsg.): *Instandhaltung technischer Systeme, Methoden und Werkzeuge zur Gewährleistung eines sicheren und wirtschaftlichen Anlagenbetriebs*, 2010

Thomas Ulbrich, Claus Ullrich: *Der technische Service- und Kundendienstvertrag*, 2009

Internet
Das Statistik-Portal: Umsatz in der Medizintechnik in Österreich von 2012 bis 2017 (in Milliarden Euro), 2019 [online]
https://de.statista.com/statistik/daten/studie/936446/umfrage/umsatz-in-der-medizintechnik-in-oesterreich/ [letzter Zugriff am 15.05.2019]

Der Österreichische Strukturplan Gesundheit – ÖSG 2017, 2018 [online]
https://www.sozialministerium.at/cms/site/attachments/1/0/1/CH3967/CMS1136983382893/oesg_2017_-_textband,_stand_29.06.2018.pdf [letzter Zugriff am 16.03.2019]

Frank Antwerpes: Audiometer, 2019a [online]
https://flexikon.doccheck.com/de/Audiometer [letzter Zugriff am 15.05.2019]

Frank Antwerpes: Hypothermie, 2019b [online]
https://flexikon.doccheck.com/de/Hypothermie [letzter Zugriff am 15.05.2019]

Frank Antwerpes: Infrarotstrahlung, 2019c [online]
https://flexikon.doccheck.com/de/Infrarotstrahlung [letzter Zugriff am 15.05.2019]

Frank Antwerpes: Pyrexie, 2019d [online]
https://flexikon.doccheck.com/de/Fieber [letzter Zugriff am 15.05.2019]

Frank Antwerpes: Tonschwellenaudiogramm, 2019e [online]
https://flexikon.doccheck.com/de/Tonaudiometrie [letzter Zugriff am 15.05.2019]

Eva Leonardy: Sprachaudiogramm, 2019 [online]
https://flexikon.doccheck.com/de/Sprachaudiometrie [letzter Zugriff am 15.05.2019]

Stephan Mieke, Thomas Schade (Hrsg.): Leitfaden zu messtechnischen Kontrollen von Medizinprodukten mit Messfunktion (LMKM), 2016 [online]
https://www.ptb.de/cms/fileadmin/internet/publikationen/ptb_berichte/PTB_Bericht_MM11.pdf [letzter Zugriff am 30.04.2019]

Konstantin Weil: Blutdruckmessung, 2019 [online] https://flexikon.doccheck.com/de/Blutdruckmessung [letzter Zugriff am 15.05.2019]
Wirtschaftskammer Österreich (WKO): Gesundheitssysteme & Einrichtungen: Struktur, Zukunft und Trend der Branche, 2017 [online] https://www.wko.at/service/aussenwirtschaft/gesundheitssystem-einrichtungen-branche-struktur-trends.html [letzter Zugriff am 13.03.2019]

Gesetze, Verordnungen, Normen

DIN 31051: *Grundlagen der Instandhaltung*, 2003

ÖNORM EN13269: *Instandhaltung – Anleitung zur Erstellung von Instandhaltungsverträgen*, 2016

ÖNORM EN13306: *Instandhaltung – Begriffe der Instandhaltung*, 2010

Rechtsinformationssystem des Bundes: Maß- und Eichgesetz [online] https://www.ris.bka.gv.at/GeltendeFassung.wxe?Abfrage=Bundesnormen&Gesetzesnummer=10011268 [letzter Zugriff am 24.04.2019]

Rechtsinformationssystem des Bundes: Medizinproduktebetreiberverordnung [online] https://www.ris.bka.gv.at/GeltendeFassung.wxe?Abfrage=Bundesnormen&Gesetzesnummer=20005279 [letzter Zugriff am 25.03.2019]

Rechtsinformationssystem des Bundes: Medizinproduktegesetz [online] https://www.ris.bka.gv.at/GeltendeFassung.wxe?Abfrage=Bundesnormen&Gesetzesnummer=10011003 [letzter Zugriff am 25.03.2019]

7 Abbildungsverzeichnis

8 Tabellenverzeichnis

9 Abkürzungsverzeichnis

Abs.	Absatz
bspw.	beispielsweise
bzgl.	bezüglich
bzw.	beziehungsweise
et al.	lateinisch: et ali (bed.: und andere)
etc.	et cetera
gem.	gemäß
Hrsg.	Herausgeber
inkl.	inklusive
MPBV	Medizinproduktebetreiberverordnung
MPG	Medizinproduktegesetz
Mrd.	Milliarden
ÖSG	Österreichische Strukturplan Gesundheit
RIS	Rechtsinformationssystem
S.	Seite
usw.	und so weiter
vgl.	vergleiche
WKO	Wirtschaftskammer Österreich
z.B.	zum Beispiel

10Anhang

VOLLWARTUNGSVERTRAG

Zwischen

____
____
____
(nachfolgend Auftraggeber genannt)

und

____
____
____
(nachfolgend Auftragnehmer genannt)

wird für die nachfolgende Anlage folgender Wartungsvertrag abgeschlossen:

____
(Art der Anlage/Typenbezeichnung)

____
(Standort)

____
(Fabriknummer/Herstellungsjahr)

____
(Kunden- oder Referenznummer)

Inhaltsverzeichnis

1. Ziel

Mit diesem Vertrag vereinbaren die beiden genannten Vertragsparteien die Erbringung von Instandhaltungsleistungen an der angegebenen Anlage. Alle im Anhang beigefügten Beschreibungen, Spezifikationen, etc. sind ebenfalls Gegenstand dieses Vertrages.

2. Leistungsumfang

2.1 Standort

Die Anlage befindet sich auf folgenden Standort:

____

____

____

2.2 Instandhaltungsort

Die Instandhaltungen werden vor Ort beim Auftraggeber unter dem bereits angeführten Standort unter Punkt 2.1 durchgeführt.

2.3 Wartung und Inspektion

Der Auftragnehmer wartet und inspiziert die Anlage in den in diesem Vertrag vereinbarten Intervallen. Die Wartung sowie Inspektion beinhaltet unter anderem folgenden Leistungsumfang:

- Prüfung der sicherheitstechnischen Bauteile
- Nachstellen von Anlagenteilen
- Schmieren von Anlageteilen gemäß Herstellerangaben
- usw.

Eine detaillierte Beschreibung des Umfangs der einzelnen Leistungen ist im Anhang unter Punkt __ zu finden.

2.4 Instandsetzung

Der Auftragnehmer repariert oder ersetzt alle Verschleißteile sowie diverse Komponenten, wie z.B. ______, ______, ______, sowohl innerhalb als auch außerhalb der Wartungsintervalle. Eine detaillierte Beschreibung des Umfangs der Instandsetzung ist im Anhang unter Punkt __ zu finden.

2.5 Weiterführende Maßnahmen

Die wiederkehrende sicherheitstechnische Prüfung sowie die messtechnische Kontrolle sind gemäß Medizinproduktebetreiberverordnung (MPBV, 2007, §§6) dem vorgeschriebenen Prüfzyklus durchzuführen. Ist der Prüfzyklus für diese Anlage in der Medizinproduktebetreiberverordnung nicht definiert, dienen die Begleitpapiere der Anlage als Grundlage dafür.

2.6 Störungsbeseitigung

Beim Auftreten von Störungen sind diese vom Auftragnehmer innerhalb sowie außerhalb der Instandhaltungsintervalle zu beseitigen. Diese Instandhaltungsleistungen sind nicht Gegenstand der vereinbarten Vergütung und werden dem Auftraggeber vom Auftragnehmer gesondert verrechnet.

2.7 Wartungsintervall und Arbeitszeit

Der Auftragnehmer führt die Wartung und Inspektion gemäß den Wartungsintervallen des Bestandverzeichnisses in regelmäßigen Abständen durch. Die Instandhaltungsleistungen werden vom Auftragnehmer werktags in der Zeit von ___ Uhr bis ___ Uhr durchgeführt. Der jeweilige Instandhaltungstermin muss von beiden Vertragsparteien gemeinsam mindestens ___ Tage/Wochen vor dem eigentlichen Termin festgelegt werden.

2.8 Ansprechzeit für Störungen

Der Bereitschaftsdienst des Auftragnehmers ist montags bis freitags an Werktagen in der Zeit von ___ Uhr bis ___ Uhr aufrecht. Während dieser Zeit nimmt der Auftragnehmer die Störungen des Auftraggebers entgegen und muss innerhalb von 24 Stunden mit der Beseitigung der Störung beginnen.

2.9 Verzug

Kommt es seitens des Auftragnehmers zu einem Verzug der vertraglichen Leistungen, kann der Auftraggeber einen pauschalierten Schadenersatz beim Auftragnehmer anfordern. Der Auftraggeber kann nach Ablauf einer angemessenen Frist zur Nachholung der Instandhaltungsleistungen den Vertrag kündigen, sofern eine Kündigung seitens beider Vertragsparteien gerechtfertigt ist.

2.10 Befähigung des Instandhaltungsdienstleisters

Der Auftragnehmer muss dem Auftraggeber nachweisen können, dass er für die Durchführung der vereinbarten Instandhaltungsleistungen befähigt ist. Er muss sicherstellen, dass er für die Verwendung aller benötigten Ausrüstungen sowie Geräte über geeignetes Personal verfügt. Weiters muss der Auftragnehmer über alle durch das Gesetzt vorgeschriebenen Genehmigungen für die Durchführung der vereinbarten Instandhaltungsleistungen verfügen.

2.11 Einsatz von Fachpersonal

Der Auftragnehmer führt die definierten Instandhaltungsleistungen mit qualifiziertem Fachpersonal durch, welches über das erforderliche Know-how für die Leistungen verfügt. Der Auftragnehmer bzw. das eingesetzte Personal, muss über die Qualifikationen sowie Befähigungen der lokalen gesetzlichen oder sonstiger Vorschriften, den Europäischen Richtlinien sowie in diesem Vertrag besonders vereinbarten Vorschriften verfügen.

2.12 Bereitstellung der Ausrüstung

Der Auftragnehmer stellt die für seine Leistungen erforderlichen Werkzeuge sowie Betriebs- und Hilfsmittel zur Verfügung, es sei, der Auftraggeber stellt diese im Rahmen der vertraglichen Vereinbarung bei. Das eingesetzte Werkzeug sowie jegliche Betriebs- und Hilfsmittel müssen funktionsfähig sein und den gesetzlichen Anforderungen entsprechen. Ausrüstungen, welche einer regelmäßigen Überprüfung unterzogen werden müssen, sind die relevanten Prüfzertifikate sowie Kalibrierungen beizulegen.

3. Technische Vereinbarungen

3.1 Abnahme

Der Auftraggeber nimmt die durchgeführten Instandhaltungsleistungen im Zuge einer Vorführung der Anlage durch den Auftragnehmer ab, sobald die geforderten Instandhaltungsleistungen durchgeführt wurden. Diese Abnahme muss schriftlich dokumentiert und von beiden Vertragsparteien unterzeichnet werden.

3.2 Technische Informationen

Für die ordnungsgemäße Durchführung der Instandhaltungsleistungen ist es für den Auftragnehmer erforderlich, über den Zustand der instand zuhaltenden Anlage informiert zu werden. Diese Information ist vom Auftraggeber schriftlich an den Auftragnehmer zu übermitteln. Sollte sich der Zustand während der Instandhaltungsarbeiten ändern, so muss der Auftragnehmer den Auftraggeber ebenfalls über etwaige Zustands-änderungen schriftlich informieren. Eine Checkliste aller erforderlichen, technischen Informationen, welche zwischen Auftraggeber und Auftragnehmer ausgetauscht werden müssen, ist im Anhang finden.

3.3 Ersatzteile, Materialien und Verbrauchsteile

Jegliche Ersatzteile, Materialien sowie Verbrauchsteile werden für die vereinbarten Instandhaltungsleistungen vom Auftragnehmer zur Verfügung gestellt. Eine gesonderte Verrechnung dieser ist seitens des Auftragnehmers an den Auftraggeber nicht vorgesehen.

4. Kaufmännische Vereinbarungen

4.1 Vergütung

Der Auftragnehmer erhält für die definierten Instandhaltungsleistungen eine monatliche/jährliche Vergütung in der Höhe von

____

(EUR)

____

(in Worten)

zuzüglich der jeweils geltenden gesetzlichen Umsatzsteuer

Kalkulationsbasis ist das Kalenderjahr _____.

Hiermit sind sämtliche Kosten abgegolten, welche erforderlich sind, die definierten Instandhaltungsarbeiten auszuführen inkl. Material-, Werkzeug- und Entgeltkosten sowie die Kosten für Betriebs- und Hilfsmittel.

Für zusätzliche Instandhaltungsleistungen gemäß Punkt 2.6 beträgt der Preis für eine Technikerstunde während der Normalarbeitszeit € ____ exkl. Mehrwertsteuer.

4.2 Zahlungsbedingungen

Der Auftragnehmer stellt zu den vereinbarten Instandhaltungsleistungen jährlich im Voraus eine Rechnung. Diese ist sofort mit einem Abzug von __% oder ohne Abzug in vier gleichen Teilen, jeweils zu Beginn eines Quartals auszugleichen.

4.3 Anpassung der Vergütung

Ändern sich nach Abschluss des Vertrages die beim Auftragnehmer kalkulierten Kosten, können beide Vertragsparteien eine Anpassung der Vergütung verlangen, wobei die Anpassung seitens Auftragnehmer erläutert werden muss. Eine erste Anpassung der Vergütung kann erstmals im Jahr nach dem Abschluss für das Folgejahr durchgeführt werden. Die Anpassung muss bis spätestens 30. September des betreffenden Kalenderjahres angekündigt werden und ist anschließend ab dem Folgejahr gültig.

4.4 Gewährleistung/Garantie

Wird eine vereinbarte Instandhaltungsleistung vom Auftragnehmer mangelhaft ausgeführt, hat der Auftraggeber Anspruch auf eine unentgeltliche Nacherfüllung. Wir die Nacherfüllung vom Auftragnehmer nicht durchgeführt, kann der Auftraggeber die vereinbarte Vergütung herabsetzen bzw. kann der Auftraggeber den Vertrag kündigen, sofern eine Kündigung von beiden Vertragsparteien gerechtfertigt ist.

4.5 Versicherungen

Der Auftragnehmer muss einen angemessen Versicherungsschutz sowie eine betriebliche Haftpflichtversicherung vorweisen können. Bei der betrieblichen Haftpflichtversicherung muss es sich um mindestens folgende Deckungssummen handeln:

Personenschaden: EUR __________
Sachschaden: EUR __________
Vermögensschaden: EUR __________

Zu Vertragsbeginn muss der Auftragnehmer dem Auftraggeber eine Bestätigung der bestehenden Versicherung inkl. Deckungssummen vorlegen. Auf Wunsch des Auftraggebers muss der Auftragnehmer diese Bestätigung zu Beginn jeden Jahres vorweisen.

5. Organisatorische Vereinbarungen

5.1 Ausführungsbedingungen

Die vom Auftragnehmer zur Verfügung gestellten Ersatzteile sowie Werkzeuge sind in Lagerflächen des Auftragnehmers aufzubewahren, der Auftraggeber stellt hierfür keine Lagerung zur Verfügung.

Die anfallenden Kosten für An- und Abreise sowie für die Unterbringung des Instandhaltungspersonals sind Gegenstand der vereinbarten Vergütung und dürfen vom Auftragnehmer nicht gesondert verrechnet werden.

5.2 Umweltschutz

Ausgebaute Komponenten, Ersatz- und Verschleißteile sowie entnommene Öle, etc. sind durch den Auftragnehmer unter Einhaltung der gesetzlichen Vorschriften fachgerecht zu entsorgen, ausgenommen der Auftraggeber stellt dem Auftragnehmer Möglichkeiten für die Entsorgung zur Verfügung.

5.3 Zutrittsberechtigung

Die Zugangsberechtigung für das Instandhaltungspersonals während der Durchführung der Instandhaltungsleistungen erfolgt durch den Auftraggeber. Das Instandhaltungspersonal muss mit Ausweisen, welchen den Zutritt zu der angegebenen Anlage gestatten, ausgestattet werden.

5.4 Aufsicht/Leitung

Die Vertretungen der beiden Vertragsparteien sind:

____

____

(Vertretung Auftraggeber)

____

____

(Vertretung Auftragnehmer)

Im Falle einer Beauftragung eines Unterauftragnehmers, ist folgend die Vertretung zu nennen:

____

____

(Vertretung Unterauftragnehmer)

5.5 Aufzeichnungen

Vom Instandhaltungspersonals des Auftragnehmers sind Protokolle zu führen, welche festhalten, was, durch wen, wann und wie durchgeführt wurde. Diese Protokolle sind spätestens ___ Tage/Wochen nach der durchgeführten Instandhaltungsleistung den Auftraggeber an folgende E-Mail Adresse zu übermitteln:

____

(E-Mail Adresse)

6. Rechtliche Vereinbarungen

6.1 Vertraulichkeit

Der Auftragnehmer hat sicherzustellen, dass technische sowie nichttechnische Informationen des Auftraggebers nur dem für die Instandhaltungsarbeiten eingesetzten Personal bekannt gemacht werden. Sämtliche betriebliche Informationen des Auftraggebers, darf der Auftragnehmer ausschließlich für die vertraglich festgelegten Instandhaltungsleistungen verwenden.

6.2 Höhere Gewalt

Der Auftragnehmer ist zu den definierten Leistungen (Punkt X) nicht verpflichtet, wenn er durch höhere Gewalt oder sonstige nicht vorhersehbare Ereignisse an der Durchführung dieser gehindert ist. Auf Verlangen des Auftraggebers ist der Auftragnehmer jedoch verpflichtet, die Leistung nachzuholen. Sollte es hierbei zu einem nachweislichen Mehraufwand kommen, kann der Auftragnehmer diesen zusätzlich vergüten.

6.3 Haftung

Der Auftragnehmer trägt die Verantwortung für alle von ihm an der Anlage verursachten Schäden. Weiters haftet der Auftragnehmer beim absichtlichen Verschweigen von Mängel bzw. Schäden.

6.4 Gerichtsstand

Zur Entscheidung aller aus diesem Vertrag entstehenden Streitigkeiten wird die ausschließliche Zuständigkeit der sachlich in Betracht kommenden Gerichte in _______ vereinbart.

6.5 Aufgabenübertragung und Vergabe von Unteraufträgen

Die definierten Instandhaltungsleistungen werden ausschließlich vom Auftragnehmer durchgeführt. Leistungen dürfen nur nach schriftlicher Zustimmung durch den Auftraggeber an weitere Unternehmen übertragen werden.

6.6 Laufzeit und Kündigung

Die Vertragspflichten beginnen am _______/mit Inbetriebnahme der Anlage.

Der Vertrag wird für die Dauer von ___ Jahren abgeschlossen und verlängert sich jeweils um ein Jahr, ausgenommen er wird spätestens ___ Monate vor Ablauf schriftlich gekündigt.

6.7 Vertragsdatum

________, __________	________, __________
(Ort) (Datum)	(Ort) (Datum)
______________________	______________________
(Unterschrift Auftraggeber)	(Unterschrift Auftragnehmer)

7. Anhang

Leistungsumfang (in diesem Beispiel nicht enthalten)
Bestandsverzeichnis (in diesem Beispiel nicht enthalten)
Checkliste Informationsaustausch (in diesem Beispiel nicht enthalten)

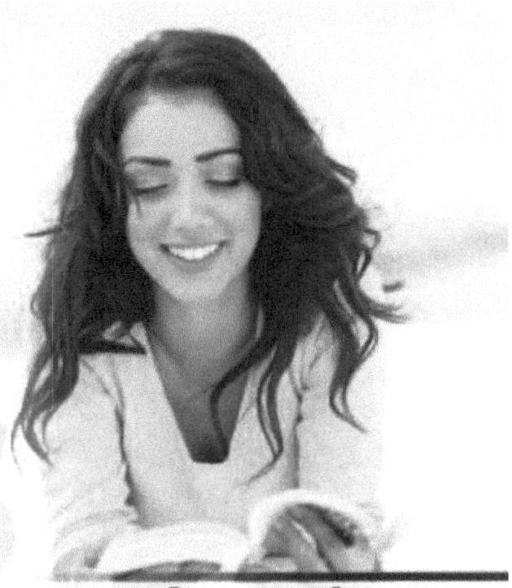

MIX
Papier | Fördert
gute Waldnutzung
FSC® C083411

Kolibri 360 GmbH
Ferdinand-Jühlke-Straße 7
99095 Erfurt, Deutschland
produktsicherheit@kolibri360.de

Druck:
CPI Druckdienstleistungen GmbH
im Auftrag der
Kolibri 360 GmbH
Ferdinand-Jühlke-Str. 7
99095 Erfurt